"**60**岁开始读"
科普教育丛书

上海市学习型社会建设与终身教育促进委员会办公室 / 指导
上海科普教育促进中心 / 组编

# 远离传染病

庄建林　主　编

U0295954

🄢 上海交通大学出版社
🖢 上海科学技术出版社
🖢 上海教育出版社

图书在版编目（CIP）数据

远离传染病 / 上海科普教育促进中心组编；庄建林主编. -- 上海：上海交通大学出版社：上海科学技术出版社，2021.12
（"60岁开始读"科普教育丛书）
本书与"上海教育出版社"合作出版
ISBN 978-7-313-25917-2

Ⅰ. ①远… Ⅱ. ①上… ②庄… Ⅲ. ①传染病防治－普及读物 Ⅳ. ①R183-49

中国版本图书馆CIP数据核字(2021)第235491号

**远离传染病**
（"60岁开始读"科普教育丛书）
上海科普教育促进中心　组编
庄建林　主编

上海交通大学出版社　出版、发行
（上海市番禺路 951 号　邮政编码 200030 ）
上海盛通时代印刷有限公司印刷
开本 889×1194　1/32　印张 5
字数 76 千字
2021 年 12 月第 1 版　2021 年 12 月第 1 次印刷
ISBN 978-7-313-25917-2
定价：20.00 元

# 内容提要

## INFORMATIVE ABSTRACT

　　"60 岁开始读"科普教育丛书是专门为老年人群体打造的实用生活百科全书。这套丛书分为"老有所能、老有所享、老有所养、老有所乐、老有所医"五个板块。本书为"老有所医"板块下的分册——《远离传染病》。

　　本书主要介绍老年群体常见传染性疾病的防治。用一个个小故事，将传染病知识融入其中，采用人物对话的形式，将病原体卡通化，并根据其临床表现、传播特点等赋予其不同的性格特征。本书分为6 个篇章，分别是带娃篇、居家篇、养老院篇、旅游篇、感染篇和新冠篇，覆盖手足口病、带状疱疹、诺如病毒等常见传染性疾病。全书通过家庭生活小故事，进行传染性疾病的健康教育，内容通俗易懂、幽默有趣。

# 编 委 会

# 总序 TOTAL ORDER

党的十九大报告中指出：办好终身教育，加快建设学习型社会。这是推动全民科学素质持续提升的重要手段，对于实现中国梦有着重大意义。为全面贯彻落实党的十九大精神与《全民科学素质行动计划纲要实施方案（2021—2035年）》具体要求，近年来，上海市终身教育工作以习近平新时代中国特色社会主义思想为指导、以人民利益为中心、以"构建服务全民终身学习的教育体系"为发展纲要，稳步推进"五位一体"与"四个全面"总体布局。在具体实施过程中，围绕全民教育的公益性、普惠性、便捷性，充分调动社会各类资源参与全民素质教育工作，进一步实现习近平总书记提出的"学有所成、学有所为、学有所乐"指导方针，引导民众在知识的海洋里尽情踏浪追梦，切实增强全民的责任感、荣誉感、幸福感和获得感。

随着我国人口老龄化态势的加速，如何进一步提高中老年市民的科学文化素养，尤其是如何通过学习科普知识提升老年朋友的生活质量，把科普教育作为提高城市文明程度、促进人的终身发展的方式已成为广大老年教育工作者和科普教育工作者共同关注的课题。为此，上海市学习型社会建设与终身教育促进委员会办公室组织开展了一系列中老年科普教育活动，并由此产生了上海科普教育促进中心组织编写的"60岁开始读"科普教育丛书。

"60岁开始读"科普教育丛书，是一套适宜普通市民，尤其是老年朋友阅读的科普书籍，其内容着眼于提高老年朋友的科学素养与健康文明的生活意识和水平。本套系列丛书为第八套，共5册，分别为《智能一点通》《享低碳未来》《健忘不可怕》《远离传染病》《爱眼爱生活》，内容包括与老年朋友日常生活息息相关的科学资讯、健康指导。

　　这套丛书通俗易懂，操作性强，能够让广大老年朋友在最短的时间内掌握原理并付诸应用。我们期盼本书不仅能够帮助广大读者朋友跟上时代步伐、了解科技生活，更自主、更独立地成为信息时代的"科技达人"，也能够帮助老年朋友树立终身学习观，通过学习拓展生命的广度、厚度与深度，为时代发展与社会进步，更为深入开展全民学习、终身学习，促进学习型社会建设贡献自己的一份力量。

# 前言

对于老年人来说，传染病不像高血压、糖尿病等常见慢性病，在平时的生活圈子里有很多病友，可以与之分享自己"久病成良医"的心得体会。大部分人对传染病的第一反应是"我不可能得传染病"或者"这和我没有关系"，认为懂不懂传染病的知识无关紧要。

事实上，如果我们回看人类的历史，会发现传染病和人类的生存发展如影随形。在人类历史进程中，天花、鼠疫、霍乱、流感等传染病都曾经扮演了重要的角色。这些传染病的大流行，改变了人类发展的轨迹。

以鼠疫为例，自14世纪四五十年代出现在欧洲地区之后，由于当时的生活方式、认知水平等有限，疾病很快就席卷整个欧洲大陆。据估算，这种被称为"黑死病"的传染病至少夺去了 2 500 万欧洲人的生命。除此之外，它还在以下两个方面深刻地改变了社会运行的方式：一是在思想层面，由于传统的祈祷等方法对疫情控制无效，教会的权威受到极大挑战，科学得到了蓬勃发展的空间；二是在生产方面，由于劳动力短缺，能够取代人力的机器成为刚需，催生了"工业革命"时代的到来。

传染病还会改变个人的生命轨迹。如脊髓灰质炎、艾滋病、乙型肝炎、结核病等传染病带来的躯体残疾、精神恐慌、多样化症状等都可能使原本五彩斑斓的人生蒙上一层阴影。更为严重的是，它有可能夺去人们宝贵的生命。

2020 年，突如其来的新型冠状病毒肺炎疫情让传染病重新走到了舞台的中央。当我们有时间去复盘的时候，我们会发现，许许多多的场景恍如昨日再现，我们的生活中也远不止新冠一种传染病。

在疫情进入常态化防控阶段之后，怎么样合理地利用疫苗、特效药、非药物性干预措施来对付这些形形色色的传染病，让我们以及我们的子孙后代能够更加健康地生活、学习、工作，是我们编写这本书的目的。

如果我们多掌握一分传染病的知识和技能，就可能减少一分被感染的风险及潜在的危害，也能够更加从容不迫地应对各种情况。

祝愿各位读者家庭安康，健康长寿！

本书编者

2021 年 8 月于上海

# 目录 CONTENTS

# 远离传染病

"60岁开始读"科普教育丛书

# 带 娃 篇

# 1  皮疹遍布手足口，肠道病毒不好惹

## -1-

四月末的天逐渐褪去了初春的寒意，一天较一天暖和。这天，小区的广场上格外热闹，一群两三岁的孩子在追打嬉闹，带娃的老人们坐在一边的树荫下唠着嗑。五颜六色的滑板车飞驰而过，划出了道道鲜艳的彩带，此时高出小朋友们一个头的乐乐鹤立鸡群，格外显眼。

明明奶奶问道："乐乐奶奶，好久不见，乐乐今天不上幼儿园吗？学校放假了吗？"

乐乐奶奶一脸无奈地说道："没有没有，昨天接到他们老师通知，说是班里有个小朋友得了手足口病，整个班都要隔离观察，不让去。"

边上的巧巧奶奶一听，马上说道："手足口病啊，我听说过，是传染病，我们家大宝班级里以前也有小朋友得过。"

乐乐奶奶点头说："是呀，老师说教室都要消毒，我们家老头子今天帮他拿铺盖去了，老师让家长把铺

2

盖都拿回来洗晒。"

周围的爷爷奶奶都附和道:"要的要的,传染病还是要当心的。"

—2—

两天以后,乐乐在家睡午觉,奶奶开始择菜准备晚饭,爷爷窝在沙发里看着电视。奶奶对爷爷说道:"老头子,去看看小家伙怎么还不起来,要起来了,否则晚上又不睡觉了。"爷爷缓缓起身去叫乐乐起床,喊了几声乐乐没作声,爷爷掀起了乐乐的被子,边喊着"小少爷,起床啦!"边去拉乐乐。一碰到乐乐,爷爷就觉得他的身子有点热,还乐呵道:"嗯,睡得太暖和了,怪不得不肯起来。"乐乐被爷爷拽起来后,没精打采,各种不开心。

晚饭时,乐乐吃得很少,奶奶问道:"怎么不爱吃饭呀,小宝贝,菜不好吃吗?"乐乐说:"吃饭的时候我觉得喉咙有点痛,不想吃!""怎么会喉咙痛的啦?发热啦?"奶奶说着,把手放到了乐乐的头上。"好像是有点热,"奶奶说着对爷爷喊道:"老头子,拿温度计来量一下。"爷爷拿来耳温计一量,38.1℃!

奶奶急道:"啊呀,乐乐生病了,这可怎么办呀,他爸妈都不在家。"

爷爷说："不要急，给他爸妈打电话。"

说完，爷爷拨通了乐乐爸爸的电话："喂，孩子发热了，你们什么时候回来，带他去医院看看吧。"

乐乐爸爸说："我们已经在火车上了，要明天才能到家，乐乐很严重吗？"

爷爷说："发烧 38.1℃，体温倒不是很高，就是不怎么想吃饭，没精神。"

乐乐爸爸说："您别急，先观察一下。最近感冒发烧的小朋友比较多，今天让他早点睡吧。等我们回来再说。如果小家伙有其他的症状，您再给我打电话，看看是不是要连夜送到医院去。"

打完电话，乐乐的爷爷和奶奶就按照乐乐爸爸的嘱咐，早早给乐乐洗好澡让他上床睡觉了。由于发烧的缘故，乐乐整晚都睡得不踏实，时不时地要喝水，还不停地踢被子，老两口忙了整晚，都没有睡好。

**-3-**

第二天一早，乐乐的爸妈到家了，爷爷赶紧道："你们快接手吧，你妈妈昨天忙了一晚上，头疼病又犯了。"

看到妈妈回来，乐乐开始撒娇起来："肚子饿。"妈妈马上拿出刚买的早饭，乐乐吃了一口就吐出来，开始嘤嘤道："喉咙痛。"妈妈心疼地抱起乐乐："一直痛还是就吃饭的时候痛啊？"

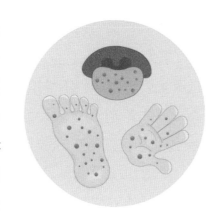

"不吃饭没什么感觉，一吃东西就感觉痛！"乐乐说道。

妈妈给乐乐量了体温，体温并没有降低，妈妈又仔细检查了乐乐的身体，发现乐乐的手上、脚上、屁股上冒出了一些小红点。看到这些皮疹，她有点慌了。

"爸、妈，昨天乐乐手上有疹子吗？"妈妈问道。

"疹子？没有吧。昨晚上就只是发热。"爷爷道。

"这要紧吗？会不会和他们班停课有关系？前两天我听小区里奶奶们说手足口病是种传染病。"奶奶心急道。

"也许吧，你们不要急。我们先去医院看病，幼儿园老师也关照有问题要尽快去医院。"妈妈答道。

来到医院, 乐乐被分诊到儿童传染病科门诊就诊。

妈妈问道: "医生, 乐乐得了什么病? 他以前发烧都不发疹子的, 也不像这次一点东西都不吃。"

医生答道: "看起来可能是手足口病, 他手上、脚上都有疱疹, 口腔黏膜上的疱疹更多, 吃东西会觉得疼。手足口病是一种传染病, 具有很强的传染性, 最近他有接触过生这种病的小朋友吗?"

妈妈忙说道: "有, 前两天他们班就有一个小朋友生了手足口病, 他们班都停课观察了。"

医生: "那就是了, 这是传染病, 之后你们也要在家隔离, 不要出去。疾控中心关照过的, 得了手足口病的小朋友要隔离到症状痊愈后 7 天, 也就是等全部症状消失后另外隔离 7 天才能回学校。"

妈妈: "要隔离这么久?"

医生: "因为手足口病这种病, 即使症状消失后还会有一段时间继续往外排病毒, 隔离就是要保证班级里不再出现新发病例, 否则手足口病还会在班级的小朋友之间继续传播的。"

妈妈: "那乐乐的情况会不会很严重, 像之前新闻里说的变成重症啊?"

医生: "最近一段时间来医院就诊的手足口病例大

多数以轻症为主。你们回去观察，如果小朋友有高热不退、精神萎靡、四肢冰凉等症状，还是要及时到医院来就诊。"

妈妈："好的，我知道了，谢谢医生！"

就诊后，乐乐妈妈向幼儿园班主任老师通报了乐乐的病情及医生的诊断，由于一个班级连续出现了两个手足口病病例，所以幼儿园卫生老师根据相关规定向社区卫生服务中心和疾病预防控制中心报告了相关情况。专业机构继续指导幼儿园落实和强化各种防控措施。

三天后，乐乐的体温恢复正常，手上、脚上的疱疹逐渐褪去，胃口也逐渐恢复。一周后，乐乐就完全恢复了健康。

## -4-

两周后的一天，乐乐奶奶的好友王奶奶来电问候："乐乐奶奶，邮轮玩得怎么样？快传授点经验，下次也带我们家孙子去。"

奶奶叹了口气道："玩什么呀，压根就没去成！"

王奶奶："啊？出啥事了，之前不是念叨很久要去旅行吗？"

"还不是这小家伙闹的！"奶奶说，"前阵子他们班小朋友生手足口病，结果我们家乐乐也被传染了。又是发烧，手上、嘴里都是疱疹，合着也把我折腾得够呛。老师说这是传染病，不能出去，你说好巧不巧就在这节骨眼上，只好在家待着了。"

王奶奶："说不去就不去啦，那不是损失很大？"

奶奶："可不是，钱也没法退。他爸爸说邮轮上空气不好，得了传染病不好去的，身体健康最重要，我想想也对。"

王奶奶："是的是的，还是身体重要，以后有的是机会。现在小家伙好了吗？"

奶奶："他是挺好了，活蹦乱跳的，但是隔离时间没到，要等全部症状消失后再延长隔离一周，算下来起码要两周不能去上学。现在天天在家待着，也要有人带呀。"

王奶奶："隔离时间很长的嘛，总关在家里也不好，去小区里玩玩。"

奶奶："别提这个，之前我们乐乐生病前就在小区里玩，都是两三岁的小孩，他妈妈说小朋友很容易被传染，幸好之后没听说小区里有其他小孩生这个病，否则我们就罪过了。"

王奶奶："唉，这种我们也没经验，以前都没有听说过这种怪毛病。"

奶奶："是呀，现在奇怪的毛病越来越多。"

王奶奶："好好休息，你也要保重好身体，等下次我们再约一起去旅行。"

奶奶："嗯，下次一起去！"

#### -5-

七天的隔离终于结束了，乐乐又回到了校园，在放学的路上，同路的三个小朋友和家长结伴而行。

天天外公问道："乐乐奶奶，听说你们家乐乐也被传染手足口病了？"

奶奶颇为无奈地回答："是呀，也受罪哦。"

奇奇外婆插话道："这个病传得蛮快的，他们第一个生病的小朋友当天就没来呀。"

奶奶答道："听乐乐妈妈说疾病有潜伏期，大家平时都一起玩的，接触也多，我们乐乐抵抗力也不是很好。"

一旁的天天外公说："所以政府宣传大家打疫苗来预防传染病啊。手足口病也有疫苗的，我们天天早就打好了。"

奶奶带着遗憾地说："还是你们想得周到，我们之前觉得没必要就没打，被这么折腾一次才知道还是接种疫苗比较省事。"

天天外公笑着说："打疫苗还是其次，首先要培养好孩子的卫生习惯，回家就要洗手，平时家里经常消消毒、通通风，少去人多的地方凑热闹。传染病的套路就这么些，对付传染病的方法也大同小异，好的卫生习惯加上接种疫苗，它们就很难兴风作浪了。"

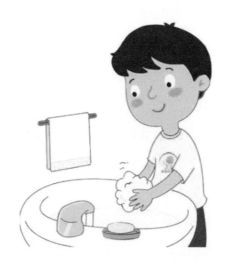

乐乐奶奶和奇奇奶奶听完，不禁点头，说道："真是活到老，学到老，看来我们也要多学习一些传染病的知识，这样老的小的都能少受些折腾！"

乐乐在一旁插话："如果有人陪我在家里一边玩一边隔离，那我还是愿意的。如果只有我一个人被隔离，那我再也不想生病了。实在是太无聊了！"

在众人的笑声中，小朋友们又开始了新的一天。

**（本章作者：何晓定）**

# 传染病小档案

## 手口足病

手足口病是一种由 20 多种肠道病毒引起的儿童常见传染病。它是一种自限性疾病，多数在一周左右可以自愈，常见表现为口痛、厌食、低热，手、足、口腔等部位出现小疱疹或小溃疡，极少数可引起心肌炎、肺水肿、无菌性脑膜炎等并发症。

手足口病通过消化道、呼吸道、密切接触进行传播，潜伏期为 2～10 天。

## 疱疹性咽峡炎

疱疹性咽峡炎也是一种由肠道病毒引起儿童传染病，以柯萨奇病毒为主。

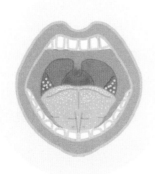

疱疹性咽峡炎同样是一种自限性疾病，但会有高热和咽喉疼痛症状，皮疹主要集中在咽峡部、手足等部位，没有皮疹，一般疱疹性咽峡炎不引起重症。

疱疹性咽峡炎较手足口病传染性强，潜伏期在 2～4 天，传播途径和手足口病相似。

有时部分手足口病患儿会以疱疹性咽峡炎为首发症状，随后在手掌、足底、臀部等部位出现红色皮疹。

在集体机构中，疱疹性咽峡炎参照手足口病进行管理。

**身边的风险**

1. 预防重症手足口病

手足口病多发生于 5 岁以下儿童，每年 5～6 月、9～11 月为发病高峰季节。大部分小朋友的症状并不严重，但是在一小部分小朋友中（不到1%），手足口病的症状可能非常严重，表现为重症肺炎和脑炎等，家长需要引起重视。

对于家长来说，如果出现以下症状，提示小朋友可能得了重症手足口病：

（1）持续高热：体温（腋温）高于39℃，常规退热效果不佳。

（2）神经系统表现：出现精神萎靡、呕吐、易惊、肢体抖动、无力、站立或坐立不稳等，极个别病例出现食欲亢进。

（3）呼吸异常：呼吸增快、减慢或节律不整。若安静状态下呼吸频率超过40次/分（按年龄），需警惕神经源性肺水肿。

（4）循环功能障碍：出冷汗、四肢发凉、皮肤花纹，心率增快。

2. 预防家庭内的传播

在二孩或多孩家庭中，如果一个小朋友得了手足口病，那就相当于家里有了一个轻症手足口病患者和一个或多个密切接

**身边的风险**

触者。家长要注意：一是关注生病的小孩，监测是否有重症的风险；二是关注还没有生病的小孩，做好预防措施。小朋友在家里要尽可能做好隔离措施，否则很容易造成家庭内感染。

## 预防小妙招

勤洗手、勤通风、喝开水、吃熟食是日常预防手足口病的有效手段。

2016 年，全球首个预防 EV71 病毒的疫苗在国内上市，这个疫苗能够预防由 EV71 病毒引起的手足口病和疱疹性咽峡炎。

6 月龄至 5 岁儿童可以选择自愿、自费接种。

# 2 关键时刻发水痘，隔离在家令人愁

**-1-**

乐乐、欣欣、小明是向文小学三年级的小学生，虽然不在同一个班级，但因为住在一个小区里，平日里三个小伙伴一起乘校车上下学。乐乐是三人中学习成绩最好、记性最好的孩子，是他们中的机智担当；欣欣是唯一的女孩子，虽然能和两个男孩子打成一片，看上去是个十足的假小子，但内心还是个害羞的小妹妹；小明是三人中最壮实的孩子，整天仿佛有使不完的劲。这三个小伙伴搭配在一起，经常相约玩乐，是小区里出了名的"三小无猜"，十分要好。

1月5日，乐乐妈妈在家校微信群里突然收到班主任发的一条消息，说隔壁2班有几个同学得了水痘，整个班级都被隔离了。班主任提醒：水痘是传染病，同学们要注意预防措施，有可疑情况要立即向班主任报告，需应急接种的同学要在规定的时间内到学校指定的地方进行水痘疫苗接种。乐乐妈妈一看，2班，正是小明所在的班级，赶紧打个电话给小明的妈妈问问情况。

　　乐乐妈妈：小明妈妈，听说你们班有好几个同学得水痘啦？

　　小明妈妈：哎是啊，还好我们小明没有什么问题，现在他们班被隔离起来啦，整个班转移到学校的另一头，就是在实验楼里上课啦。

　　乐乐妈妈：那就好，水痘传播能力很强的，要让小明当心点啊。

　　小明妈妈：哎没事，我们小明身体好得很，从小没生过什么病，不会有问题的。

-2-

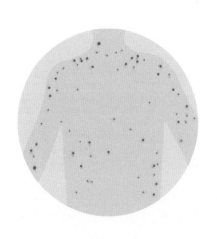

没想到的是，小明其实当天已经有些咳嗽、发热的症状，像是感冒了，只不过很轻微，小明妈妈没有当回事，以为只是孩子太调皮着凉了，多喝热水就会好。当天晚上，小明的身上就出现了一个个

水疱，奇痒难忍。第二天，小明妈妈带着小明去医院，不出所料，小明也被诊断为"水痘"。仅仅1月6日这天，小明的皮疹就从躯干逐步扩大到头部、四肢。尽管医生一再关照不要去抓水疱，但是那种瘙痒的感觉实在令人难受，小明总忍不住想去挠，可想起医生说的，如果挠破了，就会留瘢毁容，小明只能咬牙忍住。小明妈妈为自己的大意后悔不已，以前没觉得接种水痘疫苗很重要，也就没有给小明接种，现在看到小明那么难受，心疼地拿着医生配的炉甘石洗剂，帮他涂抹在皮疹处，小明的瘙痒才有所缓解。

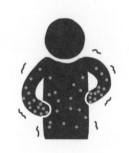

因为得了水痘，小明从学校的班级整体隔离变成了居家隔离，学习进度也受到了影响，眼看着即将要迎来期末考试，小明更是烦恼不已。乐乐和欣欣得知了小伙伴小明生病在家的消息，心里也不好受。小伙伴们一合计，决定晚上由乐乐发起线上视频，给小明补课，这才让小明的学业没有落下太多。学习内容讲完后，小伙伴们聊起了水痘。

小明：我现在每天都会观察身上的皮疹是不是结痂了。我们沈老师说要等到皮疹全部干燥结痂，医生开具医学证明后我才能回学校。

乐乐：那你现在皮肤结痂了吗？

小明：我发现我的一小块皮肤上有刚冒出的皮疹，有的还有疱疹液，亮晶晶的，有的快结痂了，有的已经结了硬痂。

乐乐：我想起来了，黑板报上说了，这叫"四世同堂"，现在可能看着有点丑，但只要你不去挠，就不会留疤，很快就会好起来的。

小明：哎，这个水痘怎么这么厉害，我也没碰到过得水痘的同学啊。

乐乐：我知道的，打个喷嚏或者咳嗽都能传播水痘病毒的。

小明：原来是这样啊。医生说如果能早一些接种水痘疫苗，就不会生病了，你最好也早点去打疫苗，可千万别像我这样，生病太受苦啦。

−3−

因为水痘疫苗 2000 年才在中国上市。2 班的班主任沈老师小时候没有接种过水痘疫苗，也没有得过水痘，这次班级里几个小朋友中招，班主任忙得团团转，都忘了自己也要去应急接种水痘疫苗了。

结果，日子一天天过去，距离第一个学生出水痘差不多两周之后，沈老师也得水痘了。家长群又炸锅了，大家都表示没有想到成人也会得水痘。但现实就是如此，沈老师不能来学校了，学校不得不调动别的老师来负责 2 班的日常学习工作，并且特地调动了此次应急接种过水痘疫苗的老师。如果套用"鸡犬不宁"这个成语，那么水痘病毒可以说是以一己之力给学校师生生动地展示了什么叫"师生不宁"。

-4-

在沈老师得水痘之前一天，欣欣其实也出现了轻微的症状，皮肤出现少量的皮疹。欣欣妈妈带欣欣去医院检查了以后，也确诊是水痘。欣欣妈妈不解，询问医生："医生，欣欣以前接种过一针水痘疫苗的，怎么没用啊？"医生回答道："水痘疫苗能够有效预防易感人群得水痘，但不是 100% 保护的，也没有任何一种疫苗可以 100% 预防不生病，你们的观念要转变。另外像你家小朋友，她皮疹数量明显更少，分布也更稀疏，这种情况叫突破性病例。""什么是突破性病例啊？"欣欣妈妈问道，"小朋友以前接种过一针水痘疫苗后，体内就会产生免疫力，但是随着年龄增大，疫苗效力会逐步下降，一旦受到水痘病毒的攻击，有一部分人仍然会感染水痘，但是症状会比较轻。假如病毒突破了疫苗带来的保护屏障，就会造成突破性感染。"医生耐心地向她解释道。

"摁下葫芦起了瓢"，水痘在学校的发病情形就是这个样子，一波未平一波又起，一会这边出现个病例，一会那边出现个病例。

-5-

1月17日，对于小明来说，差不多隔离快两周了。他是幸运的，疾病没有进展为肺炎并发症，也没有出现皮肤细菌感染等情况，身上的皮疹也终于全部干燥结痂了，这时候他的皮肤不再有传染性，于是小明便拿着医生的返校证明回学校上课了。乐乐见到小明后很开心，终于有一位小伙伴重新回归了，他也不用再独自一人坐校车了。两位小伙伴没有忘记还处于隔离期的欣欣，依旧带着欣欣在线上学习功课。

1月28日，沈老师也结束隔离回到学校了。29日，欣欣也回到了课堂里，并且赶上了期末考试。幸亏有小伙伴们隔离期的互相帮忙，欣欣和小明的成绩并没有受到明显的影响，乐乐更是一飞冲天，考了年级第一。

考完试后，小明妈妈担心儿子会再次感染水痘，于是想带小明去医院把水痘疫苗补上，但是遭到了接种医生的拒绝，医生说得过水痘后，就不需要再接种水痘疫苗了。

顺利送走期末考试，迎接孩子们的就是盼望已久的寒假了，事情仿佛都朝着美好的方向在发展，三个小伙伴也恢复了往日嬉闹的状态。但他们有所不知的是，得过水痘的孩子，从此便和水痘病毒结下了不解之缘。因为即便痊愈，病毒也没有离开他们的身体，反而从此潜伏在了神经系统内。等成年后，当遇到某些特定情况导致人体免疫力下降时，病毒就会被再次激活，进而会引发另一种疾病——带状疱疹。那时候就不是瘙痒那么简单，而是会出现难以忍受的疼痛了。水痘的故事可真是"未完待续"了。

**（本章作者：季洁云）**

# 传染病小档案

### 水痘

水痘是由一种名叫作"水痘－带状疱疹病毒"的病毒感染引起的。

水痘一年四季都可发生，但以冬春季为高发季节，它是一种具有高度传染性的疾病，人群普遍易感，尤其以幼儿、学龄前及学龄期儿童常见。水痘患者发病前1～2天至皮疹完全结痂期间均有传染性，健康人群接触水痘患者后不会立即出现水痘，一般间隔12～21天，平均14天后才有可能出现水痘，这个过程即为潜伏期。

水痘发病较急，前驱期有低热或中度发热、头痛、肌痛、关节痛、全身不适、食欲不振、咳嗽等症状，起病后数小时，或在1～2天内即成批出现以周身性红色斑丘疹、疱疹、痂疹为特征的发疹情况，有明显瘙痒感。皮疹首先出现于面部、头皮和躯干，分布呈向心性，以发际、胸背较多，四肢面部较少，手掌足底偶见。全身的水痘可能多达250～500个，皮疹在24小时之内就可能结痂，一小片皮肤内可以同时看到四种不同特点的皮疹。

水痘儿童患者症状和皮疹均较轻，成人患者症状较重，易并发水痘肺炎。免疫功能低下者，易出现播散性水痘，皮疹融合形成大疱。妊娠期感染水痘，可致胎儿畸形、早产或死胎。产前数天内患水痘，可发生新生儿水痘，病情常较危重。倘若小时候感染过水痘，则能获得"终身免疫"。但是，水痘－带状疱疹病毒会潜入皮肤的感觉神经末梢，并沿着神经纤维，向脊髓后根神经节移动，最终在这里"安家落户"。当人体的免疫力下降时，潜伏于感觉神经节的病毒开始重新活动，沿身体一侧周围神经出现呈带状分布、成簇出现的疱疹，这就是我们日常说的"带状疱疹"。

**身边的风险**

感染水痘的患者是唯一的传染源，主要通过唾液飞沫和空气传播（比如咳嗽或喷嚏），也可以通过直接接触水痘患者（比如疱疹的疱液）或水痘病毒污染的物体表面（比如衣物、毛巾、床单）进行传播。如果接触过水痘患者，并且对水痘没有免疫力，就有很高的感染风险，不仅儿童如此，成人也会被感染。

## 预防小妙招

满 1 岁起接种第一针水痘疫苗,满 4 岁再接种第二针水痘疫苗。双保险,更安心。水痘疫苗以前属于二类疫苗,家长自愿、自费接种,自 2018 年 8 月 1 日起,居住地在上海(包括在上海市居住满 3 个月的非本市户籍适龄对象)以及 2014 年 8 月 1 日及以后出生的儿童都可以免费接种水痘疫苗。2 次接种最短间隔 3 个月,已经接种过 2 剂次水痘疫苗者不再接种。

在学校等集体单位发生水痘病例时,应开展应急接种工作,未全程接种 2 针水痘疫苗者可以前往接种点接种水痘疫苗。

备注:不同地区的水痘疫苗接种策略可能有差异,请以当地的接种建议为准。

远离传染病

"60岁开始读"科普教育丛书

二

# 居家篇

# 3　带状疱疹再激活，又痛又痒奈若何

## —1—

**小宝：**"爷爷，快点，快帮我把风筝飞起来！"

**老王：**"你慢点跑！爷爷老骨头了，等等我！"

老王今年 60 岁，刚刚退休不久，不过退休之后更加忙碌了，因为他要和老伴刘阿姨一起帮儿子儿媳带孙子。小宝是个 3 周岁的男娃，正是调皮的时候。

这天是周末，阳光明媚，春暖花开。祖孙三代，一家五口一起到公园踏青，小宝就像放出笼子的小鸟一样，拉着爷爷到处跑。放风筝、骑车、坐船，欢声笑语，其乐融融。

第二天，老王一早起床就隐隐觉得腰酸背疼。

**老王：**"老婆，我的腰好酸啊！"

**刘阿姨：**"怎么会呢？过来，我帮你捶捶。"

**老王：**"不知道啊，大概是昨天在公园里骑车上坡，我太用力了？或者，就是陪小宝玩的时候，不小心扭到了。"

刘阿姨："哎哟，你啊，也不看看自己多大岁数了，小心点呐。"

老王："哎，我知道了，问题不大，过几天肯定就好了。"

老王思忖着腰部肌肉的扭伤，不是什么大事，休养下就能好，所以也就没在意，继续忙里忙外。然而接下来的一两天里，腰背部酸疼的症状非但没有减轻，反而更加严重了，而且疼痛感连绵不绝，就感觉有什么东西在身体里面，但是又有种说不上来的难受。

（洗菜时）老王："这腰怎么这么疼。"

（陪小宝玩耍时）老王："哎，爷爷弯不下腰，爷爷腰疼。"

（沙发上看电视时）老王："怎么这腰又疼了。"

……

一天里，老王要唠叨好几句腰疼，走路也没有以前矫健了，孙子也没力气带了，老王变得忧心忡忡，茶饭不思。老伴刘阿姨看在眼里，急在心里，心想这样下去也不是办法，赶忙带老王去医院检查，看看是不是哪里拉伤了。然而夫妻两人在医院检查了大半天也没查出个缘由，CT 也拍了，B 超也做了，都没有检查出任何异常。老王和刘阿姨也想不出别的办法，只能垂头丧气地离开了医院，回家静养。

## -2-

阵发性的疼痛像影子一样缠着老王，弄得老王天天愁眉不展。又过了一两天，老王在洗澡时突然摸到腰部右侧的皮肤不平整，低头一看，才发现右侧腰部的皮肤出现了一小片淡红色的细小疹子，摸着有点微微突出，像夏天易得的痱子。不同的是，用手触摸时，皮肤有微微的刺痛。这是长了什么奇怪的东西？老王让老伴帮忙拍了皮疹的照片，发送给了在疾病预防控制中心工作的儿媳妇。儿媳妇看了老王发过去的照片，马上打电话询问老王。

儿媳妇："爸，您以前得过水痘吗？"

老王："嗯，小时候发过的。"

儿媳妇："是不是这一小片局部发疹子？"

老王："是啊，我痛了好几天了。"

儿媳妇："像是带状疱疹，不过还不是很严重。晚上也没有皮肤科急诊了。爸，我给您送点抗病毒软膏过去，您涂着缓解一下。明天上午赶紧去医院看看吧。"

老王："好的，奇怪了，好好的，怎么会得发这个病呢？"

儿媳妇："爸，您最近是不是挺累的？"

老王："是有一点，最近没有休息好，再加上忙着带小宝，陪他玩可能太累了。"

儿媳妇："哎，爸，您要多注意休息啊，小宝我们最近就不带过来了。这段时间您真是辛苦了。"

老王："这倒没什么，男孩子活泼点也正常，我也喜欢陪他玩。就是现在腰疼得厉害，也快动不了，我明天就去医院看。"

为什么儿媳妇会这样询问老王呢？这是因为初次感染水痘以后，水痘病毒就赖在身体里不走了。即使痊愈，水痘病毒也会在神经节内永久潜伏，当免疫力下降、劳累等条件刺激时，这个病毒就会被激活，在人体里"卷土重来"，这时再长出来的水疱疹，一般只出现在身体的一侧，沿着感觉神经分布，称为带状疱疹。

所以，水痘病毒的正式名称叫作"水痘－带状疱疹病毒"。

那老王到底是不是得了带状疱疹呢？

## -3-

次日一早，夫妻两人在儿媳的指引下直奔医院的皮肤科挂号看病。候诊区人满为患，已经没有了座位，刘阿姨搀扶着老王站着等候，这时有个热心的小伙子给老王让了座位。老王注意到，这位年轻人的脖子一侧，长了一簇簇黄豆般大小的泡泡，谢了小伙子的同时，老王便和他聊了起来。原来他脖子上长的是带状疱疹，这次过来是复诊配药的。

老王："啊？这带状疱疹不是老年人才会得吗？"

小伙子："不是的，现在我们工作压力太大，人一累就会引发各种疾病，我身边有好几个同龄人都得过带状疱疹。"

正说着，老王注意到不远处坐着一个和自己年龄相仿的人，额头和眼睑周围长了一片片成群的水疱，表情十分痛苦，从他和周围人的聊天中老王得知，原来那人也是得了带状疱疹，疱疹竟然长在了头上，剧烈的电击般疼痛常常毫无征兆地发生，让他痛不欲生，实在是痛得不行了，所以今天又来医院了。

"老伙计啊，这个疾病真是太折磨人了，又痛又痒，不时发作，你可要好好听医生的话，及时治疗，好好用药啊！"病友语重心长地告诉老王。在候诊区短暂的停留，让老王明白了原来带状疱疹不仅仅会出现在腰部，头部、颈部也会发疹，这种疾病也不再是老年人的专利，它的魔爪已经伸向了工作节奏快速的年轻人……

终于轮到老王了，刘阿姨扶着老王快步走进诊室。医生看了看老王长疹子的地方，开始询问老王。

医生："这是刚发出来的吗？"

老王："我昨天才发现的，医生啊，我最近腰好痛啊，一阵阵的有抽搐感。"

医生："皮肤表面摸上去疼吗？"

老王："表面摸上去也有刺痛感。"

医生："这个情况持续几天了啊？"

老王："大概有一个礼拜了吧。"

医生："你最近有没有接触过发水痘的人，或者是发带状疱疹的人啊？"

老王："没有啊。不过我小时候发过水痘，我问了儿媳说可能是带状疱疹？"

医生："以目前的症状来看是典型的带状疱疹，这病呀最容易盯上中老年人。"

因为之前儿媳妇给老王做了简要的医学科普，老王和医生沟通得非常顺畅，医生结合老王的临床表现，最后诊断为典型带状疱疹。因为还在发病初期，医生给老王开具了皮肤洗液、抗病毒药物伐昔洛韦和修复神经的维生素等既有外涂也有内服的药物。医生叮嘱老王每天要按时按量吃药，长疹子的皮肤每天要注意清洗，防止皮肤溃烂等二次感染，勤抹药，多洗手。如果疼痛加剧影响正常生活和睡眠的话，还需要吃止疼片来缓解。由

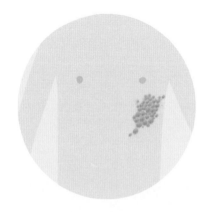

于接触了疱疹液里的病毒会有被传染的风险，医生也仔细耐心地提醒刘阿姨在照顾老王的时候注意做好个人防护措施，特别是家里有小朋友的话要特别关注。

　　医生："阿姨，皮肤上的疱液含有水痘－带状疱疹病毒，碰到没有得过水痘的人可能会被传染的，你照顾他的时候自己也要小心，多洗手，开窗通风，衣服分开洗，多消毒，有条件就分床睡。"

　　刘阿姨："好的，我知道了。那医生，这病啥时候才能不再有传染性呐？"

　　医生："要等到皮肤都结痂。一般两周到一个月，每个人不一样。您平时带娃吗？"

　　刘阿姨："平时带孙子，不过这段时间孙子没来过了。"

　　医生："最近不要接触小朋友了。像您这个年纪，绝大部分都感染过水痘－带状疱疹病毒了，但是小朋友就不一定了。如果没有打过水痘疫苗，还是有被传染

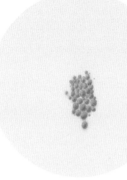

的风险的。"

刘阿姨:"好的,谢谢医生。"

-4-

去了两次医院,总算知道得了什么病,夫妻两人也就安心了,接下来就是对抗病毒、积极治疗了。接连着 3 ~ 4 天,老王腰部皮肤上的红疹不断地往外延伸,每天都有新的红疹在皮肤上接连出现,成簇状分布,并且沿着腰部长到了后背部,面积也越来越大,形似带状,严重的区域还冒出了一个个晶莹剔透的水疱,外周有一圈红晕。腰部的疼痛感和皮肤的灼烧感也愈加强烈,不时有神经抽搐的感觉。病情发展之快让老王措手不及,而且经历了异常强烈的疼痛,有几天甚至无法下床和睡眠,生活基本无法自理,靠着止痛药才勉强撑过来。

发病时期,刘阿姨独自一人挑起照顾老王的重担,料理老王的日常起居、饮食和消毒。当初看病时,刘阿姨记下了医生的特别关照,对于日常的卫生消毒一丝也不敢怠慢。在儿媳妇的帮助指导下,刘阿姨特地去超市买了几盒乳胶手套,回家后整理了次卧的床铺,开始和老王分床睡。平常只要是接触老王,不管是帮老王受损的皮肤涂药膏，或是洗老王穿的贴身衣物、睡的床单被套，刘阿姨都带上医用口罩和乳胶手套，避免徒手接触或近距离接触疱疹液，口罩和手套使用完后都小心翼翼地脱下装在塑封袋里处理。清洗老王贴身衣物前，刘阿姨还会额外将衣物泡在开水里，或者加消毒剂杀毒灭菌。每次做完这些工作后，刘阿姨都会用流动水和肥皂洗手。对于老王平时爱吃的海鲜、羊肉、辛辣食物等，在发病的这段时间也被"拒之门外"，取而代之的是刘阿姨精心准备的清淡餐食，每天还会给老王准备各种蔬菜水果，补充维生素 C，提高老王的免疫力。老王生病的这段时期，老王和刘阿姨养成了勤洗手、勤通风的好习惯。小宝也被儿子带回自己家，老王只能通过视频和孙子聊天。

## −5−

正如医生所说，大约在起疹子的两周内，老王右侧腰部乃至后背部的皮肤上都出现了疱疹，最严重的时候疱疹鲜红而密集，并不时有水疱破裂。过了两周左右老王身上的红疹和水疱才逐渐由红色变为深红色，再逐渐发展到紫红色，并慢慢结痂消退，疼痛感也随之减弱。一个月后，老王腰上的疼痛感才基本消退。日子也慢慢回归正常。

由于治疗得及时，老王算是幸运的，没有引发肺炎、脑炎等其他并发症，疱疹痊愈后也就不再疼痛了。有些没有得到及时且有效治疗的老人，在皮疹愈合后的数月甚至数年间还不断有疼痛感缠身，这样的疼痛称为带状疱疹后遗神经痛。这种疼痛的持续时间，随着年龄的增长而增加，给老人的生活质量带来严重打击。

经历了这次与病魔的搏斗，老王体会到了小小的病毒也能来势汹汹，给生活带来了诸多不便，随之而来的一些问题也困扰着老王。带状疱疹得过了还会再得吗？有什么办法可以预防带状疱疹呢？老王不想让自己的爱人也承受这样的痛苦，于是他又一次询问了儿媳妇。

儿媳妇："现在有一款带状疱疹疫苗可以打，打疫苗是预防带状疱疹最有效的方法，还可以减少发生神经疼痛的风险。我建议让妈也赶紧去打带状疱疹疫苗。"

老王："有效？多有效啊？"

儿媳妇："可以让 50 岁以上的老年人发生带状

疱疹的风险降低至少 95% 呢。"

老王："好的，这个病太疼了，我明天就带她去打。"

儿媳妇："其实，爸，你也可以一起打。"

老王："我得过了，还需要打疫苗吗？"

儿媳妇："带状疱疹痊愈后，不是终身免疫的，有 1% ~ 6% 的概率复发，您也感受并且看到带状疱疹疼起来的威力了，所以建议您也一起打。"

老王："好吧。对了，我看病时发现现在年轻人也会感染带状疱疹，你们也快去打。"

儿媳妇："现在带状疱疹疫苗适合 50 岁以上的人群接种，我们目前还不能打。您放心吧，我们会注意自己的身体的。倒是你们，平时要注意休息，适量运动，多吃点水果蔬菜，提高抵抗力啊。"

听了儿媳妇的话后，老王回想起在皮肤科门诊候诊时碰到的几个病友。"早知道有疫苗可以预防带状疱疹的发作，那我就可以少遭很多罪了！我得把这个知识给我那些老伙伴们也宣传一下！"

**（本章作者：季洁云、李思）**

# 传染病小档案

## 带状疱疹

带状疱疹，俗称的"缠腰龙"，是由儿童期感染的水痘－带状疱疹病毒再激活后引起的皮肤病，高龄、劳累等是常见诱因。50岁后随年龄增长，发病率逐渐升高。

带状疱疹病毒存在于皮疹疱液中，可通过空气飞沫和接触传播，传染期从患者出疹前1～2天到出疹后4～5天或到皮疹完全结痂，皮疹完全结痂后就没有传染性了。

带状疱疹会造成局部皮疹和神经疼痛，皮损部位局限于感觉神经分布区，一般只发生在身体一侧。出疹前的2～4天受累部位可发生疼痛和感觉异常，可有坐骨神经痛、肺炎、脑炎、失明（眼带状疱疹）、失聪等并发症。病程一般2～3周，老年人为3～4周。老年、体弱患者疼痛较为剧烈，多为阵发性，也可为持续性。年龄大的患者还可能会伴有后遗神经痛，在带状疱疹皮疹愈合后疼痛仍持续1个月以上，是最难治的疼痛之一，60岁及以上的带状疱疹患者约65%会发生后遗神经痛，70 岁以上的患者则可达 75%。带状疱疹的复发率为 1% ~ 6%。

水痘和带状疱疹患者都是病毒的传染源，患者的皮疹疱液、病变黏膜、血液、呼吸道分泌物中都存在大量的病毒，具有高度传染性。对于接触了带状疱疹患者来说，一旦感染了病毒，并不会立即出现带状疱疹症状，而是可能先出现水痘症状，之后病毒在体内潜伏，等待抵抗力下降之后再出现带状疱疹症状。

## 预防小妙招

50 岁及以上的人群可通过接种带状疱疹疫苗来预防带状疱疹。临床试验显示，在 50 岁及以上的人群中，接种重组带状疱疹疫苗具有超过 90％的保护效力，且在接种后 4 年未见明显下降。接种疫苗后，可以大大减少罹患带状疱疹的概率。患有慢性疾病（如糖尿病、冠心病和骨关节炎等）的中老年朋友也通过接种重组带状疱疹疫苗来提高防病能力。目前新冠疫苗正在大规模接种中，在接种新冠疫苗2周后接种重组带状疱疹疫苗，可以增强对中老年人群的全面保护。

为了保证免疫力水平，平日里老人要坚持适当的户外运动，增强体质，提高抗病能力。

## 4 感冒之后又肺炎，老小中招紧相连

-1-

（上海AA小区中心花园健身角）

王阿姨："唉，李阿姨啊，昨天怎么没见你来跳广场舞呀？"

李阿姨："还不是因为家里的小孙女，昨天发烧带她去医院看病了。"

王阿姨："哦，是不是在幼儿园太顽皮，着凉了呀？"

李阿姨："不晓得呀，不知道哪里传染的感冒，现在孙女还在家休息呢，高烧总算退了。我就趁机出来活动活动筋骨了。"

李阿姨的小孙女甜甜一直活泼好动，这天却懒洋洋地斜靠在沙发上，李阿姨还以为甜甜在幼儿园里遇到了什么不开心的事情，哄了好一阵。半夜里，李阿姨照例起床查看甜甜，捡起被小孙女踢到地上的被子，摸了摸甜甜熟睡中的小脸蛋，发现她体温有点高，想着可能是因为太热了，才把被子给踢下床了，但又怕孩子着凉，还是小心翼翼地为甜甜盖上被子并掖好被角。

第二天一早，李阿姨送甜甜到幼儿园上课的时候，因为甜甜的红外测温超过 37.3 ℃，被门口的卫生老师拦了下来，卫生老师让甜甜先到旁边的留观区等待 3 分钟，然后用水银温度计又复测了一下，37.6 ℃！

这个温度有点高，卫生老师关照李阿姨，带小孙女去医院检查是不是感染了细菌或者病毒，发烧的孩子按规定不能入园上课，要回家好好休息。李阿姨觉得小孩子这点体温没什么大碍，于是就带着甜甜回家了，心想休息一天应该就没问题了。

其实儿童在生长过程中会出现生理性发热，腋温可能会在 37.3 ~ 37.6℃ 范围内，儿童此时一切正常，没有生病时会出现的那些症状，这种情况在医学上被称为"生长热"。发生这种低热，家长们不用过于担心。

与此相对的，就是病理性发热，即由于儿童免疫力较弱，感染了细菌或病毒引起的发热。儿童中比较常见的感染如普通感冒、流行性感冒、细菌性扁桃体炎等。建议家长在儿童发热时都及时带儿童就医，通过检查来判断到底是生长热还是病理性发热。

第二天，甜甜的状态还是不见好转，李阿姨赶紧带着她去医院看病了，抽血、拍片、配药……好一阵折腾，医生诊断是普通感冒，叮嘱李阿姨让小孙女多喝热水、按时吃药，小孩子恢复得快，过两天就好了。李阿姨心里的石头总算放下了，盘算着回家多做几道菜给甜甜补补身体。

## -2-

（3天后，社区菜场）

王阿姨："李阿姨啊，你也来买菜呀？"

李阿姨："是呀，给小孙女补补身体。"

王阿姨："小孩子发烧好了没啊？"

李阿姨："别提了！看着发烧好转了，结果咳嗽咳得停不下来了，赶紧又去医院报道了。"

王阿姨："哦哟哟，受罪！然后呢，要紧吗？"

李阿姨："医生说转成肺炎了，是什么链球菌感染。赶紧来菜场买菜给孙女做点好吃的，补补身体。"

原来，甜甜在那天确诊感冒后，在家休息，李阿姨本以为一天之后就能退烧然后送甜甜去幼儿园了，没想到半夜发烧反而更严重了，甜甜还不停咳嗽，看起来还有点气喘。甜甜的爸妈见症状没有好转，赶紧又带甜甜挂了个急诊号，急诊医生拿听诊器一听，说肺里有一点湿啰音，可能是发展成肺炎了，然后让甜甜去拍了胸片，抽了血，还采了咽喉部的标本。

检查结果出来之后，医生告诉甜甜的爸妈，肺部已经有炎症了，血白细胞值也比较高，病原学检查流感病毒快检阴性，肺炎链球菌检测呈阳性，提示可能是肺炎链球菌感染引起的肺部炎症。

"小朋友年纪还小，住院治疗吧。" 分析了病情之后，医生让甜甜爸妈办理了入院手续。

这肺炎链球菌到底是何方神圣，甜甜又是从哪里感染上的呢？

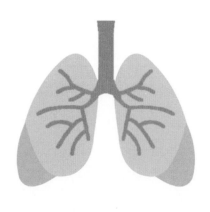

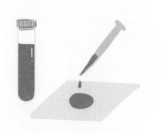

原来，肺炎链球菌可以引起多种疾病，如婴幼儿脑膜炎、菌血症、鼻窦炎、急性中耳炎等，当然其中也包括常见的肺炎。肺炎链球菌在正常人的鼻咽部也可以检测到，研究发现，我国 5 岁以下健康儿童或患有上呼吸道感染的儿童中，有 20% ～ 40% 可以从鼻咽拭子中分离到肺炎链球菌，这个比例着实不低。当儿童免疫力低下时，定植在鼻咽部的肺炎链球菌就可以随气管下行至肺部引起感染，也可以侵入血液，随血管进入肺部引发感染。

还有一种传染的方式，那就是和病例密切接触被传染。

-3-

（2天后，小区楼下）

王阿姨："李阿姨啊，小孙女好点了吗？啥原因引起的啊？"

李阿姨："医生说是肺炎链球菌，我也是第一次听说。"

王阿姨："我家孙子小时候也得过几次肺炎，每次都要住1周的院，折腾坏我们老人了。不过我们之前倒没说是什么病毒或细菌引起的。"

李阿姨："医生说肺炎的原因很多，很多时候查不出来原因，能够控制住、治疗好是关键。"

王阿姨："那是。这次要住院多久啊？"

李阿姨："医生说估计要7天左右。好像还要做细菌实验，看看细菌有没有产生耐药，如果不耐药的话会快一点。"

王阿姨："那就祈祷不要耐药了。"

李阿姨："是啊，小家伙受苦了。"

李阿姨的小孙女运气不错，对症下药之后小朋友的症状好转得很快，三五天就不怎么咳嗽了，但是医生嘱咐抗菌药物要足量、足疗程使用，不能随意停药。

-4-

人倒霉的时候，喝凉水都会塞牙。

小孙女刚出院没几天，李阿姨就觉得身体不舒服，于是晚上早早上床休息，可是第二天还是觉得浑身乏力，同时出现了发热、咳嗽、胸闷，和小孙女的症状如出一辙。

李阿姨的儿子不敢怠慢，马上请假带李阿姨去看病。果不其然，李阿姨的胸片也提示有炎症。

不过和小朋友相比，李阿姨就恢复得慢多了，反反复复折腾了快一个月才康复。

-5-

（王阿姨家附近的社区卫生服务中心）

王阿姨："刘医生啊，我来开点降血压的药。你知道吗，每次和我一起来的李阿姨住院了。她和孙女都感染了肺炎链球菌，你说会不会传染给我啊？"

刘医生："我记得上次你们来配药的时候，我给你们拿过老年人免费接种肺炎疫苗的传单，你们没去打疫苗吗？"

王阿姨："你说那个免费的疫苗是吧，嗨，这年头，哪有免费的午餐，肯定是忽悠我们老百姓的，所以当时我们几个一讨论，都决定不打了。你是说这个免费的疫苗就是预防这种肺炎的？"

刘医生："是啊，这是市政府采购，然后作为福利提供给上海户籍的老年人，这个福利还得有上海户口才行，你们怎么不相信呢？来，再给你一张单子，看看，写得很清楚了，你们接种的肺炎疫苗可以预防 23 种亚型的肺炎链球菌感染。"

王阿姨："哎，你看我们这不是骑驴找驴吗？那李阿姨还能打这个疫苗吗？"

刘医生："等她康复了可以打的，我刚才不是说了吗，这个疫苗可以预防 23 种亚型，一般感染一次就一种亚型，打了疫苗还是可以预防其他亚型的感染的。"

王阿姨："那好，我一定和她说，等她完全康复了就来打这个疫苗。我今天可以去打吗？"

刘医生："没问题，你身份证带了吗？带了的话今天正好有成人接种门诊。"

王阿姨："太感谢了！我这就去，刘医生再见！"

（本章作者：张展）

# 传染病小档案

### 肺炎链球菌肺炎

肺炎链球菌肺炎，是由肺炎链球菌感染而引起的肺部疾病，5岁以下儿童和60岁以上老年人是感染这个疾病的高风险人群，前者由于年龄过小且免疫力较弱，后者则是因为年龄增长导致免疫力下降。

肺炎链球菌肺炎的临床表现没有特异性，一般有上呼吸道感染的前驱症状出现，之后会出现高热、呼吸加快等症状，严重者可能出现缺氧症状，早期检查显示肺部体征不明显。

肺炎链球菌肺炎治疗的关键是抗菌治疗，但是现有的研究表明目前肺炎链球菌的耐药问题非常严重，抗菌药物治疗要做到早期、全程、足量。治疗时一定要遵医嘱，切不可自行停药。

**身边的风险**

肺炎链球菌在正常健康人体内是作为正常菌群定植在鼻咽部的，因此在免疫力低下时容易引发自身感染。另外由于肺炎链球菌可通过呼吸道飞沫传播，要注意与患者保持距离。

## 预防小妙招

目前，最有效的预防方法是接种肺炎疫苗。全球上市的有两种，一种是肺炎球菌多糖结合疫苗（PCV），目前国内上市的是13价，涵盖了13种儿童常见的肺炎球菌血清型，主要应用于5岁以下儿童的预防。另一种是肺炎球菌多糖疫苗（PPSV）。我国推荐老年人接种的23价肺炎疫苗（PPSV23），涵盖了23种常见的肺炎球菌血清型。

有多项研究表明，接种 PPSV23 疫苗对于老年人的肺炎发病率、住院率等均有良好的预防和下降作用。中国专家建议 60 岁及以上老年人接种 PPSV23，基础接种为 1 剂，不推荐免疫功能正常者再次接种。然而，存在严重肺炎链球菌感染高危因素且首次接种已超过 5 年者，建议再接种 1 次。

目前，我国已有多个城市推出为 60 岁或 65 岁以上老年人免费接种 23 价肺炎球菌疫苗的政策。建议老年人根据当地情况，前往社区完成疫苗接种。

三

# 养老院篇

# 5 诺如病毒来势凶，冬季当心"呕吐病"

## —1—

冬日午后，幸福养老院里显得格外热闹。前几天是入冬以来第一次强降温天气加上大风蓝色预警，老人们只能闷在室内活动，几乎没踏出公寓大楼。院子里几棵大树叶子都已经吹落了，只剩下高大的树干和零散的枝丫直冲向天空。难得今天气象预报警报解除，太阳也露出了脸，暖融融地照着大地，老人们终于按捺不住，纷纷来到院子里舒展舒展筋骨，各自倾诉着这几天的无聊。

大腹便便的老王头见到好友张老伯，打趣道："老张，这几天不见，怎么瘦了一圈呀？你也跟小孩子们学减肥呢？"

张老伯有点无奈地摇了摇头回答道："瘦是真的瘦了，但不是减肥瘦的，是让诺如病毒给闹的。"

老王头有点不解："什么诺如病毒？竟有这么神奇的功效？"

张老伯长叹一口气说："这个故事说来话长……"

## -2-

一周前的周末，按照惯例，是儿子张大宝来看望张老伯的固定日子，每到这个时候张老伯都特别期待。这天中午，儿子又是拎着大包小包的东西如约而至。除了水果、点心，还给老爸带了点他最爱吃的炭烤生蚝。张老伯是宁波象山人，年轻时来到上海打拼，但是家乡的海鲜还是他的最爱。同住一个房间的老刘和老孙，都投来羡慕的目光。

老刘抱怨着："大宝真是孝顺，隔三岔五来看你，不像我儿子天天忙忙忙，都快把我这老头子给忘记了！"

老孙也上来插话道："是呀是呀，你们看我都八十好几的人了，虽然看着身体还硬朗，但又是血压高、又是糖尿病，心脏还不好，总是希望孩子们多来陪陪我。"

张老伯有点不好意思地说："孩子们打拼事业也不容易，有时间肯定回来看望你们的。来来来，都来尝一尝这刚出炉的炭烤生蚝。一入冬这生蚝就肥美了，加点蒜蓉在炭火上一烤……哈哈，我就最好这一口！"说着，张老伯便将盒里的美味一一分给两位好朋友，大家一起品尝。老孙一手接过盛着生蚝的小盒子说：

"这玩意儿我平时不大吃的，听你这么一说倒想试试了。"三位老人，你一个我一个吃起来，一会儿工夫就将生蚝全部消灭光了。

−3−

就在三人畅吃生蚝的这天夜里，凌晨四点多，老孙从睡梦中醒来，感觉肚子不舒服，于是起来上厕所。躺下没过多久，又是一阵腹痛传来，老孙接二连三跑了几次厕所，他感觉浑身没了力气，重重地躺到了床上。天刚放亮，张老伯也起床了，捂着肚子跑进了厕所。"哎哟……"厕所传来一阵呻吟。"这是怎么回事？也没乱吃什么东西呀？"老孙一夜没休息好，在床上勉强坐起来说。张老伯走出厕所，看他脸色煞白，便倒了杯热水递给老孙，问道："你咋样啊老哥？哪里不舒服啊？"老孙有气无力地回答："我怕是吃坏肚子了，夜里跑了好几趟厕所，还想吐。""我也觉得肚子很不舒服，胃里感觉有东西往上冲，你先

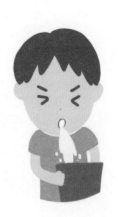

喝点水休息一下，等下护士来了给咱们开点……"还没等话说完，一阵恶心涌到嗓子眼，张老伯捂着嘴巴又跑进了厕所，说时迟那时快，刚打开厕所门，张老伯就吐了一地，他颤巍巍地两手按着膝盖，嘴里不停地流出口水。

这动静也把熟睡的老刘给惊醒了。老刘噌地坐起身，关切地问道："发生什么事儿了？你们还好吗？""还是麻烦你去一趟服务台叫护士来看一下吧，我和老张都觉得肚子难受，跑了好几趟厕所了。老张好像还在厕所里吐了。"老孙说道。老刘马上穿好衣服，到厕所看到正在难受的张老伯，拍了拍他的后背说："你还好吧，再坚持下，我去喊护士来。"

-4-

待到护士小李到了他们房间，张老伯已经回到床上躺下了，脸色看上去还是不舒服。小李看着两位老人惨白的脸色关切地问："听刘叔叔说，你们俩都拉肚子啦？什么情况呀？吃坏肚子了吗？""不仅拉肚子，我还吐了，连胆汁也快吐出来了，整个胃就像翻过来了一样难受。"张老伯虚弱地说到。"哦对了，刚才吐得急，厕所还得麻烦你帮忙处理一下。"张老伯歉疚地补充道。"没问题！"只见小李拿出一个写着"呕吐物处置包"的包裹就进了厕所。"需要我帮忙拖地吗？"热心的老刘上前问道。小李一边打开包裹拿出一次性隔离服，一边阻止老刘，说："刘叔叔，不需要您帮忙，之前区里疾病预防控制中心都来培训过的，我们要使用专门的处置包，这呕吐还不知道是不是传染性的病毒或者细菌引起的，所以您先离远点，把房间的窗户和门打开通通风吧。""哦，好的好的。"一听可能有传染性，老刘也顾不上冬日里的寒冷，快步走到窗户前，把平日里紧闭的窗户都敞开，把房门也开到最大，随后嘱咐老张和老孙赶紧盖好被子，不要着凉。

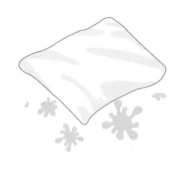

只见小李穿戴好防护服、口罩、手套，从包裹里拿出医疗废物袋放在边上备用，接着拿出一张洗脸毛巾大小的吸附巾覆盖在了那摊呕吐物上面，按压了几下直至液体都吸收掉，用吸附巾包起来放入原包装袋密封，丢入医疗

废物袋里。然后拿出消毒湿巾从外向内，由干净区域到污浊区域仔仔细细地擦拭了一遍，擦干净后将湿巾丢入医疗废物袋中，随后用洗手液先洗了手，然后小心翼翼地将全身一套防护服脱了下来，一起丢进医疗废物袋，扎紧封口后丢进了医疗废物箱，最后小李用流动水和洗手液再次洗了洗手。

接下来，小李拿来配好的消毒液在厕所各个角落喷了一遍。

一套操作之后，小李终于有时间可以坐下来询问两位老人。

小李关切地问道："孙爷爷、张叔叔，你们除了拉肚子、恶心、呕吐外，还有什么地方不舒服吗？有发热吗？还能想起来这两天吃过什么东西吗？"

老孙头虚弱地回答道："我就是肚子疼，拉稀拉了3次，现在浑身没力气，头有点晕，口干舌燥的。这两天一日三餐都是吃院里的配餐，另外就是吃了点面包、零食，这些都是平常一直吃的。没有吃过其他特别的食物呀。"

张老伯接话道："我也是肚子疼，还一直想吐，吐了1次，拉了2次。也没吃啥不好的东西，都是院里的餐食……哦，想起来了，昨天中午我儿子带来的炭烤生蚝，我们几个都吃了，我吃得最多。但也不是坏的东西呀，新鲜得很呢……"

"哦，对对对，我也吃了这个。"老孙头想了起来，"但是不对呀，老刘也吃了，他没啥不舒服的呀。"

小李看着几位老爷爷，回答说："大家不要担心，我先做个初步排查，现在进入秋冬季节，就到了诺如病毒引起的急性胃肠炎发生的高峰，尤其是生吃蔬果，或者没有煮透、煮熟的贝类，很容易引发诺如病毒感染。区疾控中心的老师之前刚来科普过诺如病毒的知识，诺如病毒引起的急性胃肠炎是一种自限性疾病，就是说一般症状比较轻，2 ~ 3 天就痊愈了，也没有什么特效药和疫苗。但是因为是传染病，而且很容易引起聚集性感染，所以得把你们隔离开，避免交叉感染。另外，这个病毒还会通过接触污染的东西传播，所以一定要勤洗手，要用我之前教你们的 7 步洗手法哦。"

张老伯追问道："那还需要吃点抗生素吧？我之前拉肚子都是吃点消炎药就管用。"

小李摆摆手，说："张叔叔，这我得批评您啊，抗生素不能随便吃的，要有医生诊断才能合理用药。治疗诺如病毒感染没有特效药物，尤其是抗生素，不仅毫无作用，还会帮倒忙。因为病毒不怕抗生素，而抗生素会杀死肠道内的正常菌群，菌群紊乱反而会造成腹泻时间延长。"

三位老人若有所思地点点头。

"大家稍等一下，让工作人员陪你们到综合性医院去看病。另外，如果今天你们不需要在医院留观，回来的话要先到隔离房间再住几天，之后再帮你们转回原来的房间。"

说完小李又转身出去忙了。

到了医院，两位老人被送到肠道门诊诊治，由于病情不严重，医生开了药之后就让老人回养老院了。

没想到的是，老刘也没逃过一劫，在第二天也出现发热、腹泻症状。好在各个流程都已经轻车熟路了，老刘也按照昨天的流程走了一遍。

由于一个场所连续出现了 3 个腹泻、呕吐的病例，所以养老院根据相关规定向社区卫生服务中心和疾控中心报告了相关的情况，社区医生采集患者肛拭子送疾控中心实验室开展检测，结果均为诺如病毒阳性。之后，在专业机构的指导下，养老院继续落实环境消毒、宣传教育和强化各种防控措施，防止诺如病毒在养老院传播蔓延。

-5-

2 天后，张老伯、老刘都已经恢复了，腹泻、呕吐的症状也都消失了。5 天后，他俩恢复了"自由"，回到了原来的房间。只有老孙头还需要继续休养，毕竟年纪大了，禁不起折腾。

听完故事的老王头感慨道："以后这个海鲜、贝类的东西，吃的时候一定要当心啊，要煮熟、煮透了才放心。"

"是啊，还有水果、蔬菜也是，一定要洗干净。万一有什么细菌、病毒的，身体伤不起，弄不好还会传染，还得隔离。"张老伯沐浴着久违的阳光，慢慢地说道。

老王头笑道："原来这几天你们为了一口吃的遭了这么大的罪啊，吃一堑长一智，以后可得长点记性咯。"

（本章作者：李丽）

## 传染病小档案

### 诺如病毒

诺如病毒，又称诺瓦克病毒，是人类杯状病

毒科中诺如病毒属的一种病毒。诺如病毒变异快、环境抵抗力强、感染剂量低，感染后潜伏期短、排毒时间长、免疫保护时间短，且传播途径多样，全人群普遍易感，一个针头上富集的病毒颗粒可使1000人感染。因此，诺如病毒具有高度传染性和快速传播能力。

粪-口途径为主要的传播途径，通常通过食用受污染的食物而感染。此外，诺如病毒也可通过粪便或呕吐物在空气中形成"气溶胶"形成短距离传播。

诺如病毒的潜伏期相对较短，通常为12～48小时，且症状持续时间也较短，平均为2～3天。其感染发病以轻症为主，最常见的症状是腹泻和呕吐，其次为恶心、腹痛、头痛、发热、畏寒和肌肉酸痛等。儿童和成人感染后的症状有差异，儿童以呕吐为主，成人则以腹泻为主。尽管诺如病毒感染主要表现为自限性疾病，但少数病例仍会发展成重症，甚至死亡。

身边的风险

受污染的食物，包括未烧熟的牡蛎等贝壳类水产品，色拉、蛋糕、生鲜蔬菜和水果、饮用水等。部分患者也可通过接触感染，如照顾患者、共用餐具、触碰被诺如病毒污染的物品等。

## 预防小妙招

诺如病毒极易在集体单位中传播，也容易在家庭成员之间引起感染，所以预防本病要注意以下几点：

（1）养成良好的饮食卫生习惯。不喝生水，饮用煮沸的开水或选择卫生合格的桶装水，生吃瓜果要洗净，牡蛎等贝类海产品必须充分煮熟后再吃。

（2）保持良好的手卫生。饭前、便后、加工食物之前要用七步洗手法洗手，消毒纸巾和免洗手消毒剂不能代替洗手。

（3）患者应该尽快隔离。诺如病毒急性胃肠炎患者和隐性感染者应根据病情采取居家或入院隔离措施，病例隔离至症状完全消失后 72 小时，隐性感染者隔离至检测阳性后 72 小时。食品从业人员、护工、幼儿园保育员等从事服务类工作的病例或无症状感染者的隔离措施同一般病例和隐性感染者，但需连续 2 次（间隔 24 小时）便检阴性后方可恢复工作。

（4）不要与患者密切接触。家中的诺如病毒急性胃肠炎患者应使用自己的饮食用具及生活用品，尽量不要与家人密切接触，尤其注意不要制作食物，不要照顾老人和婴幼儿。学校班级内如有同学呕吐时，一定在老师的指导下离开现场，减少感染诺如病毒的可能。

（5）集体单位做好晨午检及病假登记。中小学校、托幼机构、培训机构、养老机构等是诺如病毒急性胃肠炎疫情的高发场所，需要做好职工、食堂工作人员、学生及学生家长的健康监测，家长应配合学校做好晨午检、因病缺勤登记等工作。

（6）对病毒污染的环境和场所进行消毒。对诺如病毒污染的环境和物品需要使用含氯制剂进行消毒，酒精为主要成分的消毒剂消毒效果不佳。在清理受到呕吐物污染的物品时，尽量戴塑胶手套和口罩，清除过程中避免直接接触污染物。污染的食物应丢弃，纺织品（包括衣服、毛巾、桌布和餐巾等）沾染呕吐物或粪便时，应迅速消毒后再进行清洗。

（7）根据病情及时就诊。目前诺如病毒急性胃肠炎属于自限性疾病，没有特效药物，没有针对性疫苗，感染后不需服用抗生素，以对症或支持治疗为主，可用糖盐水或口服补液盐进行补液，如果吐泻症状严重，应前往医疗机构就诊。

# 6 一年一度流感来，接种疫苗保平安

-1-

自从退休以来，住在养老院的老张就一直无所事事，倒也不是真觉得自己还需要忙些什么，主要是这两个月来，院中同住的几个平日一起打牌、下棋的老伙伴都被子女接回了家，说是下半年工作比较清闲，有时间照顾老人。老张的子女都在政府单位上班，一年四季里有不一样的忙法，平日里就算抽时间来看他，也都得随时应对工作上的电话。这整日聊天晒太阳，老张觉得到底还是有点不尽兴。

十月中旬的户外，秋天的迹象已经很深了，今天的气温也还算舒适。养老院门口围墙上拉起红底白字的宣传横幅："一年一度流感来，接种疫苗保平安。"字体很大很醒目，隔老远都能瞧得清。"这挂了已经快有一个多月了吧？流感？不就是个伤风感冒吗？还要打啥疫苗？"老张并不是很在意。两周前疾控中心的工作人员还来养老院对老人们进行了专题科普宣传，老张虽然为了凑数也去听了课，但是心里觉得无关紧要，自己年轻时多少大风大浪都经历过来了，老张认为为了感冒兴师动众，实在有点小题大做。

这周末儿子儿媳有空，两人带着小孙女来探望老张了。小家伙才刚上小学，估计是许久没见到爷爷了，攒了一肚子关于班级、小伙伴、学习的新鲜话题，迫不及待地要讲给爷爷听。虽然有点咳嗽，但小孙女仍讲得兴致十足。儿子跟老张说小家伙夜间睡觉蹬被子，上周着凉了，流了几天清鼻涕，好在并没有发烧，已经好得差不多了。"爷爷，爷爷，你知道吗？我前些天左边鼻子堵住了，可难受了。爷爷，你们大人要是有一边鼻子被堵住的话，抽烟是不是就只能从一个鼻孔冒烟啊？"

欢乐的时光总是过得很快，儿子临走时也不忘叮嘱老张有空把流感疫苗打了，别老是这么犟。老张随口应付敷衍了一番。

-2-

第二天，老张照旧起得很早。按照他的话说，得充分利用时间享受生活，躺在床上睡懒觉属于"亏本买卖"。简单洗漱完毕后，老张就去养老院对面楼的老李那儿串门了。刚步入楼道，就听见了老李的咳嗽声。老哥俩这段时间一直搭伙下象棋，旗鼓相当，聊得很投缘，像这样的对手院里可不多。老张刚敲门进屋，就看见老李正坐在床沿，弯着腰使劲咳嗽，于是老张赶紧拿起桌旁的热水瓶倒了杯水递了过去，嘴里打趣道："老李你这身板不怎么样，咳嗽声倒是很洪亮啊。是学人家小年轻熬夜着凉了，还是洗澡的时候没热水了？"老李接过热水，又冲他摆了摆手，示意他站远点，回应道："唉，别提了，昨天还好好的，今早起来就浑身没力气。不光是咳嗽，我感觉自己可能有点发烧了，刚叫了医务室的护士。你小子倒是来得急，不过你还是离我远点，别传染给你了。"

"哎，不至于不至于。你也就是伤风着凉了，这几天昼夜温差大造成的。小感冒没大问题，休息几天就能好。我跟你说啊，这玩意儿它……"没等老张话说完，门外就响起了敲门声，看样子是院里的医护人员来了。

"呦，张叔，您这么早就来串门下棋了？我一接到李叔的电话就赶过来看看，还是没您腿脚麻利。"护士小陆戴着口罩走了进来，边打趣边从随身的医疗箱中拿出体温计，"张叔您要不先出去遛会儿弯？李叔要是得了流感的话，我怕传染给您。李叔，来，麻烦您配合下，我先给您测下体温。"

"不就感冒嘛，能厉害到哪儿去？"老张内心嘀咕着，再加上对朋友的担忧，就说道："我站远点行不？老李身体不舒服，我多陪陪他也是好的嘛。"

没一会儿，护士小陆查看了下体温计，体温计显示 38.5℃，说明老李已经发烧了。

"李叔，您这两天有去过什么地方吗？或者接触过什么有感冒症状的人吗？"

"我就前天下午回家的时候和家人去了次超市，其余时间都待在院里，这几日接触的人中，也没见谁有感冒发烧什么的。"

"最近是流感流行的时候。我怕您传染了流感，目前发烧 38℃多，我得联系院里的医生来帮您进一步诊治一下。对了，张叔，您这两天也留意下自己是否有什么呼吸道症状。流感可不是伤风感冒，它是会传染的。前段时间疾控中心过来宣传的流感疫苗，您二位接种了吗？"

老张看了眼没精打采的老李，回道："流感疫苗我俩都没接种，谁还没得过感冒啊，不就打打喷嚏、咳嗽几声嘛，没啥大不了的。"

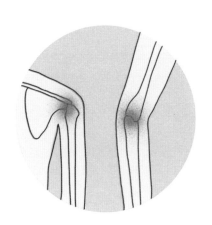

"流感可不同于普通的感冒，一般会有1~3天的潜伏期，然后才会出现症状，主要以发热、咽喉疼痛、肌肉关节酸痛、头疼为主。您可不能小瞧这流感，它传染性特别强，老人得了症状还会更重。"

"好的好的，我知道了。那我先回去了。老李你注意休息啊，感冒而已，不用担心，过几天就好了！"

回去路上，老张又远远瞧见围墙上挂着的横幅，就像一面小旗子，迎着秋风猎猎作响。"就一个小感冒，真的有这么厉害？"老张还是心存疑虑，踱着步回到住处，还在思忖疫苗这事。月前宣传时发放的防治流感小册子，也不知道被自己放哪儿去了。第二天早起，老张还是放心不下，出去买了点水果想去探望下老李，这才知道昨天下午因为高烧，再加上多年的"老慢支"发作，老李出现了胸闷、气喘的症状，已经连夜被安排转移到附近的医院去了。为了避免二次传播，老李的房间也被院里的工作人员清洁消毒过了。

面前依旧是那条熟悉的回家路，只不过这次，老张径直走向养老院的医务室咨询流感疫苗接种的事情。"您来得正好，今天下午附近的社区接种点正好可以接种流感疫苗，咱院里还有几位老人要接种，你们结伴过去吧。"

## —3—

接下来的两三天，院里又有个老人出现类似流感的症状，社区卫生服务中心的人员来了几趟，前前后后指导隔离消毒。老张虽嘴上不说，心里却很得意，莫名有种"万军丛中取敌将首级"的无敌感。老张没想到，一周后的清晨醒来时他的喉咙和鼻子都感觉不太舒服，这让老张觉得有点懵。

"我不是打过疫苗了吗？"老张抽出张纸巾使劲擤了擤鼻子，再拿手背贴着额头想感觉下是否有发热，他心想，"早知道就不打这疫苗了，打了还得流感，完全没用嘛，我得找他们问问清楚。"

利利索索穿好衣服，临出门还不忘多抽几张纸巾塞口袋里。"对了，还得戴上口罩。"老张觉得自己的记忆力也还不错，"疾控中心那群小年轻风风火火宣传几遍了。有症状戴口罩，杜绝传播，保护他人。我这回倒要问问他们这疫苗要怎么给我个说法？"

老张刚到养老院医务室表明态度，医生小刘就笑盈盈地请老张少安毋躁，然后让老张先测个体温。"张叔，您别着急，我们得先确认下您得的是不是流感，对不？不然不就冤枉这疫苗了嘛？"

"我大清早起来喉咙就疼，鼻子也堵住了，还止不住流鼻涕，不是感冒是什么？"老张生气的时候，说话的语速也加快了不少。

"您这段时间有去过什么地方，接触过有咳嗽、发烧症状的人吗？"

"我平日也就是在咱院里溜达，一周前去看过老李，那时他不是感冒发烧，后来被你们安排入院观察了嘛。我这上周可是刚打了流感疫苗，现在感冒了，你得给我个说法。"

小刘医生看了眼温度计，显示 36.8℃，体温正常："张叔，您得的应该不是流感，目前的症状看起来就是普通的伤风感冒，体温也正常，您也没有乏力、肌肉疼痛一类的全身症状。我这边先给你开点对症的药物，下午我再去给您测下体温，您回去记得穿得暖和点，戴好口罩，多喝水。"

"什么？什么叫不是流感？不都一回事吗？"老张有点诧异，有点弄不清楚发生了什么。

"这么跟您说吧，张叔，流行性感冒虽然名字和普通感冒一样，都带着'感冒'两个字，其实两者差别大着呢。普通感冒呢，也就是我们一般说的伤风，主要是由多种病毒引起的呼吸道常见病，传染性比较低。一年四季，只要你不小心着凉、受寒，就有可能发生伤风，只不过因为冬春季温差变化大，如果衣物穿着不加注意，更容易中招。而流行性感冒呢，也就是我们前段时间宣传预防的流感，是由流感病毒引起的。流感病毒可不得了，传染性非常高，可以短时间内在大范围人群中传播流行，一般高发于冬春季。两者引起的身体症状也不太一样，简单来说，普通感冒的症状一般就是喉咙不舒服、打喷嚏、流鼻涕，通常不会出现发热或肌肉痛、头疼等症状，过了五六天症状也就消失了；而流行性感冒典型的症状是高热、肌肉痛、头痛、全身不适。流感对于那些本身有基础性疾病或者年龄较大的群体来说很危险，有可能引起严重的并发症，像肺炎就很常见。您刚说的李叔，他后来在医院检查，结果诊断为甲型流感，另外他又有多年的老慢支病史，一下子就喘得厉害。目前来看，您得的应该就是单纯的伤风感冒，也就喉咙不舒服，再费点纸擤擤鼻涕，没什么大碍。"

"那为什么我打了疫苗还是会得伤风感冒呢？"老张继续问道。

小刘医生笑道："张叔，您这就有点难为流感疫苗了，它的目的是为了预防对人体危险更大的流感病毒，伤风感冒不归它管啊。目前对绝大部分的普通感冒，我们还没有研制出特效的抗病毒药物，主要依靠我们自身的免疫力来抵抗疾病，所以我才嘱咐您回去要多休息、多喝水、饮食清淡。我也会继续留意您的情况。而对于流感病毒，我们现在有了更好的对付方法——流感疫苗，能对当季的病毒有防护作用。你说是不是安心多了？"

"当季？难道第二年就没有作用了吗？"老张问道。

"是的，由于流感病毒不断变异，所以每年都要接种呢。看来前段时间的讲座您没有好好听啊。"小刘医生耐心地回答道。

老张自己也不好意思地笑了。

-4-

自打那以后，老张接种流感疫苗的习惯一直坚持了好几年，后来新型冠状病毒肺炎疫情来了，老张更加积极起劲了，这几年里他自学了不少健康知识，在养老院里也充当起了健康宣讲员。

"这个流感啊和新冠肺炎比起来，虽然没有那么厉害，但是对于我们老年人来说，不得流感，就少了很多折腾，感冒了也不会被误认为新冠患者，不然一发烧，哪都去不了。对咱养老院来说也是一样，少了很多不必要的麻烦。所以我说啊，这个每年打流感疫苗的习惯咱们还是要坚持啊！"

刘医生不禁向老张跷起大拇指："还是您以身作则、现身说法的说服力强啊！"

（**本章作者：高慧**）

## 传染病小档案

### 流行性感冒

流行性感冒（以下简称流感）是流感病毒引起的一种急性呼吸道传染病。人群对流感病毒普遍易感，部分患者因出现肺炎等并发症或基础疾病加重发展成重症病例，少数危重症病例病情进展快。重症流感主要发生在老年人、年幼儿童、肥胖者、孕产妇和有慢性基础疾病者等高危人群。

流感症状主要以发热、头痛、肌痛和全身不适起病，体温可达 39 ~ 40℃，可有畏寒、寒战，多伴全身肌肉关节酸痛、乏力、食欲减退等全身症状，常有咽喉痛、干咳，可有鼻塞、流涕、胸骨后不适、颜面潮红、眼结膜充血等。无并发症者呈自限性，多于发病 3 ~ 4 天后发热逐渐消退，全身症状好转，但咳嗽症状消退和体力恢复常需较长时间。

**身边的风险**

每年 10 月我国各地陆续进入流感冬春季流行季节。流感的主要传染源为流感患者和隐性感染者，通过空气中的飞沫、人与人的接触或与被污染物品的接触传播。飞沫传播为主要传播途径。

## 预防小妙招

接种流感疫苗是预防流感最有效的手段，可降低接种者罹患流感和发生严重并发症的风险。推荐 60 岁及以上老年人、6 月龄至 5 岁儿童、孕妇、6 月龄以下儿童家庭成员和看护人员、慢性病患者和医务人员等重点人群，每年优先接种流感疫苗。

保持良好的个人卫生习惯是预防流感等呼吸道传染病的重要手段，主要措施包括：增强体质；勤洗手；保持环境清洁和通风；在流感流行季节尽量减少到人群密集场所活动，避免接触呼吸道感染患者；保持良好的呼吸道卫生习惯，咳嗽或打喷嚏时，用上臂或纸巾、毛巾等遮住口鼻，咳嗽或打喷嚏后洗手，尽量避免用手触摸眼睛、鼻或口；出现流感样症状应注意休息及自我隔离，前往公共场所或就医过程中需佩戴口罩。

进入新冠疫情常态化防控阶段，流感疫苗的重要性更加凸显。作为呼吸道传染病，流感和新冠的预防方法很相似。目前，两者都已经有疫苗可以预防。从早期的临床表现来看，由于很难区分这两种传染病，所以新冠疫情下，流感带来的发热、呼吸道感染症状都可能成为一个需要进行新冠排查的危险信号，也由此增加了鉴别诊断难度，带来了各种不必要的麻烦。所以，接种新冠疫苗和流感疫苗都非常重要。

四

旅游篇

# 7 小小蜱虫非等闲，发热出血组合拳

-1-

王奶奶今年 65 岁，平日里身体健康，与儿子、儿媳和刚上小学的孙子居住在一起，其乐融融。

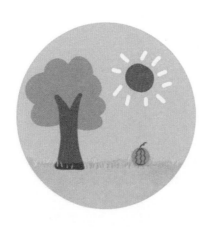

正值暑假，孙子在家里待不住，天天嚷嚷着想要出去玩。由于父母工作忙碌，无暇照顾，王奶奶便决定自己带孙子去郊区的森林公园游玩一天。

这天一早，他们便兴致勃勃地出发了。由于天气炎热，王奶奶和孙子都穿着短袖、短裤和凉鞋，王奶奶还戴着一顶草帽，孙子则背着满满一书包的零食。到了森林公园之后，孙子就如同一匹脱缰的野马，到处乱窜，对周边大自然的一切都充满着好奇。"慢点！慢点！"王奶奶紧紧跟在孙子身后，也静静感受着大自然的气息。

等到了中午太阳最烈的时候，王奶奶找了一棵大树的荫凉处歇息，和孙子分享着带来的零食。待用完午餐，王奶奶和孙子就地靠着打了一会儿盹，大树下的杂草非常茂盛，齐刷刷地长到脚踝处，一阵阵微风吹过，杂草也跟着发出沙沙声，很是闲适。

下午，王奶奶他们遇到了其他前来游玩的祖孙，孙子和新朋友在草坪上奔跑玩耍，两位老人在一旁看着孩子们，聊着天打发着时间。临近傍晚，两个孩子还是精神抖擞，似乎有着花不完的精力，老人们好说歹说才拉着孩子离开，返程回家。晚上在饭桌上，孙子还兴致勃勃地讲述着今天的游玩经历。

孙子："奶奶，奶奶！我们下次还去那个公园玩好不好？"

奶奶："行行行，都依你。"

-2-

不知不觉间时间又过去了 2 周，有一天王奶奶突然发烧高热，还伴有恶心、呕吐的症状，家人就想着带她去医院看病。

儿子："妈，晚上带您去急诊看看吧，您又吐又发热，挂个水就好了。"

奶奶："挂水都是用的抗生素！我才不去哩。我身体一向很好，可能只是肠胃炎，好好休息两天就好了。"

孙子："奶奶，您要快点好起来哦！"

奶奶："好嘞乖孙子，等奶奶好了就带你去公园玩。"

王奶奶觉得可能自己只是肠胃炎，想着平日身子骨很硬朗，便没有去医院，而是在家卧床休息。

## —3—

又过了 2 天，孙子竟然也发起了高热，而奶奶这边，病情不减反增，皮肤出现了瘀斑，甚至已经有些许意识障碍。

家人们再也坐不住了，立刻带着祖孙二人前去就医，孙子先被送去急诊，而奶奶因"发热待查"直接被送往了抢救室。

一番焦急的等待后，奶奶这边的诊疗还在进行中，而孙子那里率先有了突破：医生在体检时发现，在孙子耳后头发中，赫然藏着一粒硬硬的豆状物，因为很隐蔽，所以不容易被发现。

有经验的医生一看就得出结论，这不是什么痘痘，而是一只蜱虫！平时只有芝麻大小的蜱虫，此刻已然膨胀为红豆大小，仍在那大快朵颐。

医生马上询问最近祖孙两人的出行情况，当得知两周前两人一同去过森林公园后，诊治方向豁然开朗，医生们立马在奶奶身上仔细搜寻检查，果不其然在其耳后被头发遮住的头皮处同样发现了一只已经"吃饱了"的蜱虫。待祖孙二人体表的蜱虫被小心地摘取后，医生立刻积极地开展对症治疗。

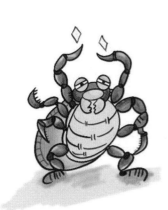

–4–

两周后，祖孙两人顺利康复，准备出院时一家人再次向医生询问了这次发病的原因。

奶奶："医生啊，我们这次真的是因为那个虫子生病的吗？"

儿子："就是啊，那个虫子有那么厉害吗？我们不会是感染了什么新的病毒吧？"

医生："王奶奶，还有各位家属们，您要相信我们医务人员专业的诊断。别看这个蜱虫个子小，它只是寄生在您身上吸血，但是它的体内却携带着大量的病毒，其中之一就是这次导致您祖孙俩发病的布尼亚病毒。蜱虫平时会藏在杂草树叶背后，等着有人或动物经过时，叮咬在皮肤上完成寄生。你们之前去森林公园游玩，一定是长时间待在草丛附近了吧？"

奶奶："是的是的，我们在树荫底下乘凉，那边杂草还挺多的，想想真的是太可怕了。"

孙子在旁边听到奶奶和自己是因为去公园玩才生病的，眼泪一下就出来了。

孙子："呜呜呜呜呜，我再也不要去公园玩了，虫子太可怕了，呜呜呜……"

医生："小朋友，先不要害怕，听医生叔叔跟你们说。日常生活中其实隐藏着不少的危险，不仅是这次你们在野外遭遇的蜱虫，还有夏天总是来烦我们的蚊子，也有可能携带着致命的病毒。我们人类光选择避让是没用的，更重要的是做好防护工作。我们在家都会点蚊香、挂蚊帐，其实到了野外也可以做好相应的防护工作，比如说穿长袖、长裤、长袜，涂抹驱赶蚊虫的药水，等回家之后也及时洗个热水澡，好好检查清理自己的皮肤表面，等等。做好这些，无论是蜱虫还是其他虫子，都无法伤害到我们啦！"

儿子："原来是这样，我们明白了，谢谢医生！走啦，我们一起回家去！"

−5−

又过了两周，王奶奶决定再次带孙子去郊外游玩，与上次不同的是，这次他们"全副武装"——不仅穿着长袖、长裤、长袜，还随身携带着趋蚊剂。野外的蚊虫遇见了，别说上来尝试叮咬，甚至都不想靠近两人，祖孙俩舒坦地度过了这一天的郊游时光，玩得开心，也玩得放心。

（**本章作者：薛嘉宇**）

## 传染病小档案

### 蜱虫

蜱虫，是一种通过叮咬寄生于人类或动物体表以吸血为生的昆虫，在 5 ~ 10 月天气炎热时最为活跃。蜱虫本体很小，粗看就如一粒小黑芝麻，喜欢藏觅于犄角旮旯阴凉处（如草丛叶片的背面、物体缝隙、巢窝、洞穴等）。蜱虫寄生的位置也非常"刁钻"，通常在人的头皮、耳后、颈部、腋窝、腰部、大腿内侧、阴部腹股沟等皮肤褶皱处。一旦被蜱虫叮咬，其特殊的口器结构会紧紧地"勾"住皮肤，如果盲目将其扯下会导致蜱虫的"头部"留在皮肤内部，增加治疗难度，一定要及时就医，由专业人士进行摘除。

目前研究发现，蜱虫携带83种病毒、31种细菌，经蜱虫叮咬会传播许多可怕的疾病，为首的便是通过传播布尼亚病毒所引发的"发热伴血小板减少综合征"（持续高热、乏力恶心、意识障碍、皮肤瘀斑、消化道出血等症状）。若是送诊不及时，尤其是老年人，更容易进展为危重病例甚至死亡。

**身边的风险**

蜱虫的叮咬主要发生在户外，夏天更加容易发生。从监测情况来看，旅游（如户外徒步等）和工作（如采茶、田间考察等）中都可能存在被蜱虫叮咬的风险。

## 预防小妙招

蜱虫的预防其实十分简单：在蜱虫活跃的季节，尽量避免在草地、草丛、树林等环境长时间坐、卧；户外活动时，要走在路的中间，远离路边的野草灌木；若是不可避免在野外活动，一定要做好个人防护，长裤、长袜穿戴完好，避免皮肤暴露在外；在衣物、帐篷及暴露的皮肤上也可以喷洒一些驱避剂；从户外、野外返回后，也要第一时间检查身体是否有异常的小黑点，并高温清洗消毒衣物。

# 8 海鲜美味打卡忙，戊型肝炎祸暗藏

## -1-

老王是一名土生土长的浙江宁波人，退休后就和老伴一同来到上海帮儿子儿媳带孙子。

六月底，每个人都在阳光的炙烤下失去活力，而此时的老王内心却十分激动，因为他的孙子从明天就正式放暑假了。长达两个月的假期，老王心里计划着带老伴和孙子一起回老家过暑假。孙子也很兴奋，因为可以再次吃到心心念念的毛蚶、皮皮虾、梭子蟹了。他和爷爷约好了，要再去尝遍当地的海鲜。

第二天一大早，老王早早地起床，收拾好了行李，催促着儿子驾车送他们前往高铁站。2 个多小时后，一行人终于回到宁波的老家。

"终于到家啦！"只听到老王一声呐喊，便卸下手中的行李瘫坐在沙发上，老王催促着老伴做午饭，"老太婆，快去烧饭，吃好饭我去海鲜市场买点海鲜，给宝贝孙子解解馋。"

-2-

"爷爷，你看看，我在网上搜索了本地海鲜，做了个美食表格，我要全部吃一遍哦！"孙子说。

"我来看看你都列了点啥。红膏呛蟹、黄泥螺、望潮、血蚶，嗯，你这个排行榜可以的。你爸妈来之前吩咐好了，每天等你把暑假作业做完之后就可以自由活动了，到时爷爷带你把表格里的这些全部吃一遍。"

老王一边看着孙子列出的表格，一边不忘提醒孙子做作业。

"遵命！"孙子俏皮地说道。

这天，爷孙俩来到了当地最有名的海鲜市场。

"宝贝，海鲜的精髓就是鲜。你看这些都是刚从海里捕捞上来的，味道可比咱们在上海吃到的要美味多了。"

"你看这些蚶，长得很像对不对，吃起来味道还是不一样的。你不是要写周记吗，这就是一篇小作文啊。"

"你看这种蛤，吃的时候用开水涮一下，时间不能长，不然肉就老了。"

按照美食表，老王抓紧时间每天带着孙子认识、品尝地道的海鲜，暑假虽然有 2 个月，但是儿媳妇昨天来电话了，说给孙子报了个补习班，再过 1 周就要回上海了。

−3−

假期的时间总是过得飞快，转眼回到上海也 2 周多了，假期也过去了一大半。

这几天，老王开始出现恶心、乏力、食欲不振的症状，他以为是天气炎热导致的食欲不振。

某天晨起。

老伴："老头子，早饭烧好啦，快起来吃饭。"

老王："老太婆，我身体还是不太舒服，有点反胃，不吃早饭了，我再去睡会儿。"

老伴："老头子，你这两天又是拉肚子，又是反胃的，我们去医院看看吧。"

老王："不要紧，老太婆，大概是天气太热，前几天也有点拉肚子，身体有点虚，我多休息休息就好了。"

老伴："那你再休息会，我带孙子去外面广场兜兜。"

又过了几天，老伴早上起床发现老王皮肤泛黄，说："老头子，你皮肤颜色有点蜡黄，这样下去不行，一定得去医院看看。"

老王应了声，上厕所的时候发现尿色也明显比往常黄，喊道："老太婆，是要去医院看看了，今天的小便也变黄了。"

老两口将孙子送到隔壁孙阿姨家代为照顾后，立马去了家附近的医院就诊。医生一看老王皮肤发黄，询问了几句，便怀疑可能是肝炎，就开具了一系列检查。结果发现果然肝功能检查指标比正常值高了几十倍，把老王老两口都吓坏了。

医生解释道："叔叔阿姨，你们也别太害怕，会有很多原因引起肝功能异常，首先我们要知道是什么原因造成的，我们这里条件有限，无法为叔叔做进一步的检查，你们可以去肝炎门诊看看，确定病因，才能进一步开始针对性治疗。"

老两口听完医生的话，赶紧打车来到医生推荐的三级医院，在预检护士的引导下，来到了肝炎门诊就诊。

老伴焦急地说："医生，我们刚去社区医院检查，说我老头子肝功能指标比正常值高了几十倍，你快给他看看。"说罢，就递上了在前一家医院就诊时的肝功能检查单。

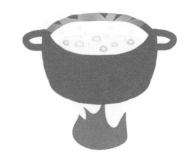

肝炎门诊医生看着检

查单，说："叔叔阿姨，检查单上转氨酶明显升高，但你们先别慌，我们会尽全力去帮助你们的。叔叔，您先跟我说下最近是哪里不舒服？"

老王接话道："医生，我刚开始有点拉肚子，我以为是空调吹多了，有点着凉，没放在心上；过了几天，胃口一直都不是很好，而且总觉得浑身无力；再后来我老伴说我皮肤发黄，我发现自己小便也开始发黄，觉得不对劲了，就赶紧来医院看病了。医生，我到底得的是什么病啊，还能不能治好啊？"

医生回答："叔叔阿姨，你们先别急，我们首先要查找到原因，才能进行下一步的治疗。我看您肤色发黄，描述的症状确实也有点像肝炎，我先给您开具一些检查，我们等检查结果出来再说。"随后赶紧给老王开具了一系列的检查单子，这其中包括肝功能检查、病原学检查等，老两口拿着缴费单子匆匆前往窗口处缴费，然后赶紧回到了抽血窗口。

经过一系列检查后，老王的抗 HEV IgM（免疫球蛋白 M）、HEV-RNA 均为阳性，老王赶紧拿着报告单来到医生诊室。

医生看了，说："叔叔，你是感染了戊肝病毒，这种病毒主要是因为吃了不洁净的食物，你在发病前吃过些什么东西呢？"

老王回忆道："我前一段回老家了，海鲜吃得多了点。不过这一辈子吃过来了，也没啥事情啊。"

听到这里，医生打断道："叔叔，吃了生的或未煮熟的海鲜是戊肝病毒感染的常见危险因素，您吃的海鲜都熟透了吗？"

老王边说边回忆："听你这么一说，有些海鲜可能煮的时间没有那么长。"

其实老王自己内心也十分纠结，他在努力回想到底哪次出了问题，但最近吃的实在太频繁，短时间内无法确定到底是什么时候中招的。

医生边开具住院单边说道："叔叔，您这种情况需要住院治疗，您先拿着住院单去住院窗口办理手续。"

-4-

一听到爷爷因为肝炎住院了，家里简直要炸锅了。

他们马上打电话咨询认识的医生朋友。得知这个疾病属于急性病，不会像乙型肝炎一样成为经久不愈的慢性病。目前主要还是对症治疗为主，如果及时治疗的话，通常不会有生命危险，这才稍稍放下心来。

又过了一天，社区卫生服务中心的医生打电话过来访视，除了告知一些消毒的方法及注意事项外，还告诉小王一家，现在有戊型肝炎疫苗，16 岁以上的人可以接种。目前来看，家里的三个大人可以接种戊肝疫苗，孙子还小，暂时还不能接种。

按照医生的建议，小王一家先去验血，所幸运气还不错，曾经和爷爷一起品尝美食的孙子倒是没有感染上，可能是每次吃得不多。

拿到阴性报告后，家里的三个大人把接种戊肝疫苗排上日程，这个疫苗还不是一次性的，一共需要打三针，打好第一针后一个月接种第二针、打好第二针后六个月去接种第三针才算完成全程接种。此外，针对家里的餐具、便器等重点区域里里外外进行了一次彻底的消毒。

幸运的是，经过医护人员的积极救治，老王的病情已无大碍。2 周后，老王也顺利出院。出院时的检查显示，老王的转氨酶水平已经逐步恢复至正常水平，但肝功能完全恢复还需要一段时间，医生让老王清淡饮食，定期复查。

住院期间了解了各种肝炎的传播途径后，老王不禁感慨："真是打了一辈子鹰，结果被鹰啄了眼。以后我吃海鲜再也不能只贪图新鲜，健康安全才是最重要的！"

回到家里，看到孙子，老王语重心长地说："这次爷爷吃亏就在于对一些生活习惯中的风险习以为常了，以后爷爷和你一起学习健康知识。"

孙子一把抱住爷爷，撒娇道："好耶！爷爷！我想死你了，你要健健康康陪我到一百岁！"

**（本章作者：顾佳玲）**

## 传染病小档案

### 戊型肝炎

戊型肝炎（简称戊肝）是由戊型肝炎病毒（HEV）感染引起的病毒性肝炎。在甲、乙、丙、丁、戊五中病毒性肝炎中，戊肝被发现的时间最晚，但危害性却很严重。戊肝潜伏期 2 ~ 9 周，平均长达 40 天。除个别患者在感染初期不表现症状外，大多数人感染后会出现恶心、食欲不振、皮肤和小便发黄等症状，少数患者可进展为严重肝功能损伤，甚至肝衰竭，最终危及生命。

**身边的风险**

戊肝的传播途径主要包括：①消化道传播。通过被戊肝病毒污染的水源、食物、餐具等传染是最常见的传播形式，食用未煮熟的猪肉、猪肝、海产品等也可能会感染戊肝。②日常生活接触传播。与戊肝患者或隐性戊肝病毒感染者密切接触导致感染。

## 预防小妙招

戊肝可防可治，通过注意饮食卫生，避免不洁饮食，养成良好的个人卫生习惯，避免和戊肝患者密切接触等方法可以预防。

自2012年以来，人类预防戊肝有了新武器——戊肝疫苗。戊肝疫苗的接种对象是16岁及以上的易感人群，推荐应用于戊肝感染的重点高风险人群，如慢性肝炎患者、育龄期妇女、老年人、餐饮业从业人员、畜牧养殖者等。疫苗全程需接种3针，可在当地疾病预防控制中心、社区卫生服务中心等进行接种。

# 五

# 感染篇

# 9 血透之后患肝炎，医院感染上根弦

-1-

装修队队长老王，48 岁，独自在上海打拼多年，从小工做到工头。由于大城市生活成本高、生活习惯不适应，家里老人和妻儿生活在老家，老王每次只能在一处装修结束后的空档期回家住几天。

六月骄阳似火，烤得地面似乎都在嗞嗞作响。劳累了半天，老王终于能歇一歇。"吨吨吨"，一瓶可乐下肚，他爽爽地打了个嗝儿。老王从小就不爱喝白开水，自从到大城市来打工，就爱上了喝碳酸饮料，屋子里头屯了好几箱可乐、雪碧、美年达，这几年工作间歇总喜欢把饮料当水喝。

"老板，你怎么又在喝可乐，一天要喝多少啊？"工友问道。

"不知道为什么，最近老是感觉口渴，你了解我的，白水喝不下去。"老王回答。

老王觉得最近一段时间身体很容易累，经常有说不出的疲惫感，体重也莫名其妙地少了七八斤，但想着自己才四十多岁，正当壮年，应该不会有什么大毛病。

到了晚上，老王还是觉得浑身不自在。"难道真的生病了？明天还是去医院看看吧。"

## -2-

第二天，老王惴惴不安地到附近的医院看病，挂了内科号，医生验血检查结果显示，血糖竟然高达17.0mmol/L（正常空腹血糖3.9 ~ 6.1mmol/L），肌酐更是超过1000μmol/L（正常值44 ~ 106μmol/L），超出正常值接近十倍。医生当场诊断为"糖尿病肾病、肾衰竭"，并说："你的病情这么严重，怎么现在才来医院？再晚点就得昏迷了，只能叫救护车了！我们这儿也没有血透设施，你现在这个情况可能要血透，给你转诊到上级医院看看吧。"

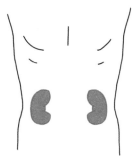

"嚓头？什么嚓头？"老王一脸懵。

"是血透，血液透析，你现在肾功能已经受损了，血液里面全都是排不出去的废物，要赶紧做肾透析把这些废物排出去，不然肾衰竭到了晚期，肾功能完全衰竭，你的肾脏就失去功能了。"老王听完吓得脸都白了，医生给他转诊到同区的三级医院内分泌科住院，不仅要吃药、输液、注射胰岛素控制血糖，还需要做血液透析把肾代谢异常产生的废物及时清理。

由于老王本身很有可能已经患有糖代谢障碍，之前他也没有体检的习惯，身体出现问题后更没有及时去看病，继续不良的饮食习惯，导致糖尿病加重，产生了糖尿病肾病的并发症。高糖分有比较强的利尿作用，饮料中的果糖成分会转化为合成嘌呤的底物，增加嘌呤的代谢，造成尿酸增多。高血糖也会增加肾脏的负担，同时造成体内钙离子流失。肾病患者在肾功能下降的情况下，排酸功能下降，不断加重肾脏的负担。

-3-

经过半个月的住院治疗，老王的血糖终于控制到了 7mmol/L 以下，其他指标趋于正常，但是由于肾损伤太严重，仍然需要每周进行血液透析。"住院太贵了，哎。"老王躺在病床上，看着惨白的天花板，想着这半个月在医院花的钱，不禁身上也痛，心里也痛。

"不要说贵不贵了，只要人没事就行。"老王妻子安慰他，"如果再晚点来医院，可能要花更多的钱呢。"

"大城市什么都贵，这段时间我也不能去工地，力气也没有，干脆就跟你一起回老家，好好养病吧！"老王下定了决心，把自己的一摊活儿交接给了工友，就这样回老家了。

回家后，老王妻子在附近打听哪家医院可以做血透，经过比较，她找到离家不远处的一家"XX肾病专科医院"，这家医院整体环境不错，医生护士比较热情，最重要的是价格实惠。

-4-

时间过得很快，半年过去了，老王这几天觉得疲乏无力，右侧肋骨下方有点难受，眼睛也有点发黄。

"这又是咋了？"有了上次的教训，老王不敢怠慢，到医院去检查。

医生问了情况，让老王先去查一下乙肝五项和肝功能。

结果显示，乙肝表面抗原HBsAg呈阳性！这说明老王感染了乙肝病毒。看到这个结果，老王更加郁闷了，他和医生说道："不可能啊，我什么时候有乙肝了？前几年体验还没有呀！"

医生说："您也说体检是前几年的事了。少安毋躁，这个结果只是表明您现在感染了乙肝病毒，规范治疗的话一般不会转变成慢性肝炎。接受肾透析的患者是感染乙肝、丙肝等血液传染病的高危人群，本来因为基础疾病影响，自身免疫力就不是很好，如果在手术、透析时隔离措施没做好，消毒不到位，很容易引发感染。"完成了其他的一系列检查以后，医生嘱咐老王，他现在属于有传染性的急性乙肝活动期，需要针对性地服用抗病毒药物，并且需要定期随访。另外，他嘱咐到，乙肝病毒可以经血液、性传播，生活中要注意生活卫生，做好用具消毒，不然可能会传染给家人。

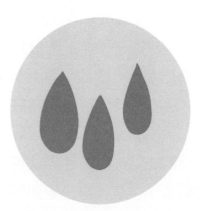

情绪低落的老王回到家中，他上网一查，不查不知道，一查吓一跳。网上报道了几起透析引起的乙肝和丙肝聚集性感染。

由于乙肝属于乙类传染病，医生在传染病

报告网络上做了报告，之后社区医生来到家里进行访视。

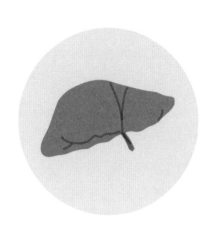

　　医生告诉老王和他的家人几个关键点。第一，乙肝易防难治。一旦感染了之后，要完全清除病毒有困难。但是如果规范使用抗病毒药物，还是能够很好地控制病情的发展。第二，乙肝患者的家人也是感染乙肝病毒的高风险人群，家属接种乙肝疫苗可以预防病毒在家庭中的传播。第三，乙肝病毒主要通过血液、母婴传播，日常的生活接触不会引起传染，不需要过度恐慌和妖魔化这个病毒。

　　"千金难买早知道啊！如果我去透析的时候先打了疫苗，不就没这事了吗？"医生的解释让老王原本十分低落的心情有所缓解，但他仍难免懊悔。

　　"心情抑郁对肝脏的恢复不好。阿姨，你要多开导开导王叔。别忘了你也去查查'两对半'，如果没有抗体的话，尽快到社区卫生服务中心接种乙肝疫苗。有事您可以给我打电话。"社区医生嘱咐完之后就告辞了。

-5-

当地疾控中心在调查老王感染来源的时候，发现老王之前在XX肾病专科医院的血透史，随后疾控中心联合卫生监督所开展院感检查，结果发现该院在血透室的管理方面存在漏洞，院内感染的措施落实不到位，从而造成了交叉感染。后续的调查、定性、赔偿、整改等问题短期内还未结束。

对于老王来说，这个故事到这里暂告一个段落。

对老王一家来说，这一年的变化实在太大，所幸现在的医疗条件和以前相比有了很大的改善，但是他们还需要用正确的健康习惯和健康知识更好地谋划未来的生活。

亡羊补牢，为时未晚！

（本章作者：李洁莹）

## 传染病小档案

### 肝炎

肝炎是肝脏炎症的统称，可导致一系列健康问题，甚至可能致命。肝炎病毒有5种主要亚型，分别为甲型、乙型、丙型、丁型和戊型。这5种病毒导致的肝炎传播方式、疾病严重程度、地理分布和预防方法都有所不同。其中对健康危害最大的是乙型病毒性肝炎和丙型病毒肝炎，是导致肝硬化、癌症和病毒性肝炎相关死亡的最常见原因。全世界估计有 3.25 亿人携带乙型和（或）丙型肝炎病毒。其中乙肝携带者约 2.57 亿，丙肝携带者约 0.71 亿。

乙型病毒性肝炎简称乙肝，是由于感染乙型肝炎病毒（HBV）引起的一种传染病，分为急性和慢性两种。青少年和成年人如患急性乙肝，大部分能治愈，但有 5%～10% 会发展为慢性乙肝。如有治疗效果不佳、自身免疫力差、饮酒、并发症、其他服用药物影响的情况，以及婴幼儿或老年人转变为慢性乙肝的概率提高。慢性乙肝俗称"大三阳"或"小三阳"，难以治愈。

乙肝病毒主要经血液（如不安全注射等）、母婴及性接触传播。没有证据表明会经呼吸道、消化道、蚊虫叮咬传播，与乙肝携带者或患者在日常学习、工作或生活中接触并不会传染乙肝病毒。

乙肝病毒不会直接杀伤肝细胞，但会持续引起人体的免疫应答，造成肝细胞损伤及炎症发生。

甲肝、乙肝、丙肝都表现出肝炎症状，可能包括发烧、不适、食欲不振、腹泻、恶心、腹部不适、深色尿液和黄疸（皮肤和眼白变黄）。乙肝转为慢性期后，如放任病情发展，最后会发展为肝硬化（肝脏瘢痕）或肝癌，因此需要长期治疗抑制病毒活动。

**身边的风险**

现在国内对献血人员实施乙肝筛查，经输血等引起的乙肝病毒感染已很少发生。如果使用未经严格消毒的医疗器械进行侵入性诊疗操作（如注射等），乙肝病毒可能经破损的皮肤或黏膜传播，其他如修足、文身、扎耳环孔、医务人员工作中的意外暴露、共用剃须刀或牙刷、无防护的性接触等也可传播。

母婴传播主要发生在围产期，多为在分娩时接触乙肝病毒阳性母亲的血液和体液传播。在围产期感染乙肝病毒的婴儿，90%都会转为慢性肝炎，造成一生的病痛。

## 预防小妙招

乙肝疫苗能够有效预防乙肝病毒感染。在我国，乙肝疫苗属于必须接种的一类疫苗，所有新生儿都应在出生时接种乙型肝炎疫苗，然后在1月龄、6月龄再接种 2 剂加强。成年人如果检测乙肝"两对半"发现乙肝抗体阴性，也可注射乙肝疫苗加强免疫。乙肝高危人群（包括血液透析患者、注射吸毒者、医务人员等）更应该定期检测。

为阻断母婴传播，所有孕妇都应定期接受乙型肝炎、艾滋病毒和梅毒检测，并在需要时接受治疗。HBV阳性的孕妇可能需要注射乙型肝炎免疫球蛋白（HBIG），婴儿出生后不仅要给新生儿接种乙肝疫苗，还要联合注射乙型肝炎免疫球蛋白。在疫苗接种加强，以及实施分娩时的一系列防感染措施之后，母婴传播已大为减少。

发现感染乙型肝炎后需要进行正规的治疗，防止转变为慢性肝炎或病情进一步加重，不仅为了自己的身体健康，也是为了减少传染给家人、朋友或其他人的概率。

## 10 结核杆菌引肺痨，预防感染有妙招

–1–

"咳、咳、咳……"

"爷爷，你怎么了？"

"最近一段时间老是咳嗽，这几天咳得越来越严重了。"

"我感觉您咳了快两周了吧。明天我陪您去医院检查一下。"

王大爷是四川人，七十多岁了，最近一周不知道为何一直咳嗽。孙子小新有点担心，毕竟爷爷上了年纪了。第二天一早，小新就带着爷爷来到医院就诊。

"大爷，哪里不舒服啊？"

"咳得凶啊，都咳了好久了。"

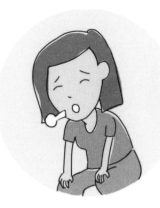

"咳了多久了？"

"咳了有半个多月了，刚开始还不凶，最近几天咳得越来越凶了，有些时候都有点喘不上气。"

"我给您开个检查单，去拍个胸片，验个血，看看具体有什么问题，好不好啊？"

"好，要得，谢谢医生。"

医生询问了病史之后，先给王大爷开了例行检查。小新拿着检查单去交了费，然后和王大爷在胸片室外等候，王大爷忐忑不安地问小新："要做这么多检查，不会有啥大问题吧？"

小新安慰着王大爷，说道："不会有啥大问题的，检查一下，对症治疗，这样就可以早点康复啦。"

等了半个多小时，轮到王大爷检查了，拍了胸片后，医生告诉他要下午才能拿到结果，他和小新就先回家去了。

吃过午饭后，小新又带着王大爷来到医院，等待检查的结果。等待的过程让人焦虑，王大爷来回踱步，不论小新怎么开导他，他始终不放心，毕竟人到了一定的年龄后，都害怕身体出现大的问题。

拿到检查报告单后，他们立刻前往诊室咨询。

王大爷焦急地问道："医生，会不会有啥大问题啊？"

医生："胸片检查提示肺部有阴影，要明确诊断的话，还需要做进一步的检查。大爷，你再仔细想想，最近除了咳嗽还有什么不舒服吗？"

王大爷想了想，说道："最近感觉没什么精神，拿重一点的东西就感觉没力气。其他好像也没有啥。"

医生说道："大爷，从血常规来看没发现什么特别异常的地方，不过您咳嗽超过两周，肺部有阴影，我们还要例行排除下肺结核。"

小新在一旁问道："那还需要做哪些检查啊？"

医生回答道："还需要做一个痰涂片检查，就是将痰液放在显微镜下观察，查找是否有结核杆菌，如果能找到结核杆菌，就可以确诊为肺结核。我开个化验单，你带大爷马上到检验科去取痰检查。"

做完检查后小新被告知，第二天早上才能拿到痰检查结果。

−2−

回到家之后，小新马上在网络上查询结核病的相关知识。

结核杆菌伴随着整个人类历史，从人类存在起，就有了结核杆菌。结核杆菌可以感染人体除牙齿和头发外的所有器官和组织，发生在肺部的称为肺结核，发生在淋巴结上的称为淋巴结核，其中90%发生在肺上，且肺结核传染性较强。历史上有许多名人死于肺结核，如肖邦和鲁迅。在中国古代，肺结核还被称为"肺痨"。随着抗生素的使用，肺结核已经成为可防可治的疾病。

第二天，小新带着王大爷一起复诊。

"痰涂片是阳性的，大爷，我给您开个转院单，接下来您要到我们市里的结核病定点治疗医院去治疗。另外，你们家里人也去查一下有没有感染。"

因为昨天已经在网上恶补了许多肺结核的知识，所以小新已经有了心理准备。根据医生的指示，他带着爷爷来到了市结核病治疗定点医院。

-3-

到了定点医院，医生轻车熟路地将王大爷收治住院。之前王大爷百思不得其解的问题，就是自己是怎么得的这个病，也在病房的健康教育栏上得到了解答。

人体发生肺结核后，会出现咳嗽、咳痰、咯血、午后低热和厌油腻等症状。王大爷因着凉导致免疫功能下降，从而发生了肺结核，出现了咳嗽的典型症状。当出现咳嗽、咳痰和咯血等症状超过半个月时，要警惕肺结核。

值得庆幸的是，小新和王大爷的儿子及儿媳做了胸片、痰涂片及 T-SPOT 检测（一种筛查肺结核的血液检查方法），目前结果都是阴性的，这一点让王大爷比较宽慰。

-4-

经过一周左右的治疗，王大爷基本不咳嗽了，身体状况也大为改善。医生告诉他，再治疗一段时间，当痰涂片检查为阴性时，就可以出院了。出院后，需要再继续服用抗结核药物至少 6 个月。服药治疗后，需要每个月检查一次肝功能和肾功能。

　　这是抗结核药物有较大的肾毒性和肝毒性，因此在治疗过程中，需要每个月检查一次肝肾功能和血液常规，以此来判断治疗的效果以及是否需要更换治疗药物。

　　和其他传染病治疗有较大不同的是，结核病的治疗需要进行督导，因为治疗期限较长且药物不良反应严重的原因，部分患者私自停药，导致结核杆菌耐药，甚至出现全耐药结核病，给治疗带来了极大的难度。

　　"老年人服药的自觉性和规律性不强，容易自己觉得好了就停药了，你要盯着他每天按时按量吃药。你责任重大啊！"医生给小新安排了一个任务。

　　"你放心，我每天定闹钟，就当打卡了。"小新一口答应下来。

　　不知不觉，王大爷住院治疗已经有大半个月了，医生判断符合出院标准，可以回家继续居家治疗。

　　这一天，小新一早就去给王大爷办理出院手续了。王大爷走出医院，用力地呼吸，充满阳光的空气的味道真甜呐。住院半个多月，天天在病房里面，虽然透过窗户可以看到阳光，但不能呼吸到带有阳光味道的空气，这多多少少让王大爷感到失落。

−5−

时间过得真快，距离王大爷确诊肺结核已经过去一个多月了，按照治疗方案，需要检查肝肾功能和胸片了。胸片检查提示病灶已经明显吸收好转，但肝功能有点异常，说明治疗药物对肝脏有损伤，需要医生评估是否继续当前的治疗方案还是更换治疗药物。

经过医生的评估，肝脏损伤程度较轻，暂时不需要更换药物，继续监测服药。除此之外，医生提醒王大爷不要忘了服用保肝药。医生的判断让王大爷和他的家人放心了许多。

半年时间很难熬，虽然王大爷很多次都说自己已经没有问题了，但是停药这个想法还没有说出来就被小新制止了。

"爷爷，医生说了，对付这个病要斩草除根，您想我们这次算运气好的，没有感染耐药结核杆菌。再看您住院的时候那些病友，有些人想吃药都没有药可吃，我们是很幸运的。"

"爷爷，再坚持坚持，我们一定能够胜利的。"

"爷爷，您彻底好了之后我们一家都安全，为了您自己，为了我们一家，您要坚持吃药，您也不想我们得病吧。"

孙子一拿出这些"杀手锏"，王大爷每次就只能乖乖地吃药了。

随着社区医生发放的自我管理手册上的服药记录一天天增加，半年时间很快到了。王大爷再次回到定点医院进行评估，医生给出了临床治愈的判断。这半年的辛苦总算没有白费。

在对付肺结核这个病菌时，还真没有捷径。

"病来如山倒，病去如抽丝啊！"王大爷不禁唏嘘。

"爷爷，我小时候您一直告诉我，坚持就是胜利！"小新在一旁说道。

在肺结核的防治上，家人的支持和陪伴是最终战胜病魔的灵丹妙药。

**（本章作者：张波）**

## 结核病小档案

### 结核杆菌

结核杆菌可以感染人体除牙齿和头发外的所有器官和组织，以肺结核最为常见。肺结核在以往被称为"白色瘟疫""痨伤""痨病"。

结核杆菌是一种机会性致病菌，根据不完全统计，中国有 3 亿～ 5 亿人肺内有结核杆菌定植。当人体免疫功能正常时，免疫系统能够压制住入侵的结核杆菌，使它处于"静止"状态，不会对人体产生影响。当人体因一些其他因素（如感染了艾滋病毒、着凉、营养不良、应用免疫抑制剂等）使免疫系统功能下降后，定植的结核杆菌会再次繁殖，对人体产生破坏，从而发生肺结核。

发生肺结核后不可怕，只要正确治疗、定期检查，95% 以上的肺结核都可以被彻底治愈。但

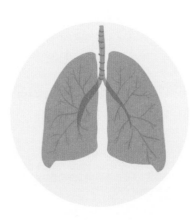

部分患者因为对治疗药物过敏或出现肝肾功能损伤而私自停药，导致发生耐药，给治疗带来了极大的挑战。所以当发生肺结核后，一定要遵医嘱积极治疗，切不能私自停药或换药。

**身边的风险**

肺结核主要通过呼吸道传播，人人都有可能被感染。肺结核患者通过咳嗽、咳痰、打喷嚏等将结核杆菌散播到空气中，健康人吸入带有结核杆菌的飞沫就可能受到感染。

## 预防小妙招

虽然肺结核对人体影响较大，但肺结核是可以预防的，而且预防比治疗更加重要。新生儿一定要接种卡介苗，卡介苗可以保护儿童不被结核杆菌感染。一定要积极锻炼提升自己的免疫力，不要做有损免疫力的事情，如长期熬夜、大量酗酒、抽烟等；在与肺结核患者接触时要正确佩戴口罩；肺结核患者家中要定期消毒，保持通风。

艾滋病病毒感染者、免疫力低下者、糖尿病患者、硅肺患者、老年人等都是容易发病的人群，应每年定期做结核病检查。

*远离传染病*

"60岁开始读"科普教育丛书

# 番外

新冠篇

# 11 新冠病毒来势汹，综合防控显神通

**-1-**

下过雨的午后，太阳露出了笑脸，大地仿佛洗了个澡，养老院里的几位老爷爷相聚来到了户外的绿色长廊，围坐在树荫下纳凉，呼吸着清新的空气，感受着丝丝缕缕清凉的微风，谈论着近期看到的各类社会热点话题。

"昨天奥运会看了吗？中国金牌数已经领先啦！"

"今年中国女排不容易啊！"

"跳水和举重健儿真是厉害！"

大家你一言我一语好不热闹，"你们看新闻了吗？东京有好多奥运会相关人员确诊新冠啊。"王老伯扇着蒲扇，一脸可惜。"是啊"，张老伯一手扶着眼镜，一手刷着手机，附和道："我们国内也不太平，南京、张家界、郑州一些地方，疫情又来了啊。"

孙老伯一听，马上点头回应："可不是吗，我有个朋友，因为去过疫情有关地区，现在被通知要居家隔离呢。"

张老伯抬头看着孙老伯，惊讶地问道："居家隔离？那就是 14 天不能出门了呀？"

孙老伯叹了一口气，回答："是呢，听他说，他们家门口装了一个感应器，如果开门，社区的网格员手机就会收到消息，管理非常严格。"

张老伯放下手机，说："是该严格一些，这个新冠病毒，是越来越厉害啦，好像叫什么……"

王老伯赶忙接话："哎，这个我知道，是叫德尔塔（delta），它比原先的传播力更强了。"

大家同时看向王老伯，孙老伯笑着说："老王头，你很专业啊，连名字都知道。"

王老伯挠了挠头，谦虚地说："没有没有，我儿子经常转发医学科普知识到我们家庭群，我每天看看，看多了就记得啦。"

"对哦，王老伯您家儿子在医院还是疾控中心工作对吧"，孙老伯反应过来，"那可以给我们传授一些正确的知识啦。我们有时候在微信上看到人家转发的消息太多啦，都分不清哪些是真的哪些是谣言。"

边上的老爷爷们立刻附和道"是啊是啊！"王老伯瞬间成为众人中的闪光人物，在座的爷爷们纷纷打开了话匣子，迫切地想知道自己转发的是不是科学的知识。

−2−

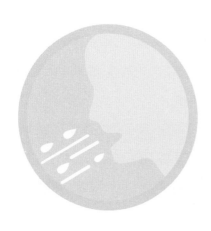

空调会传播新冠病毒吗？无症状感染者会有传染性吗？

孙老伯借着地理优势，坐在王老伯的身边，抢先发言："我先来，我知道这个新冠病毒会通过飞沫和接触传播，上次看到哪里说中央空调居然也能传播？这是真的吗？"

王老伯思考了一下，回答道："这个倒是不假，我在张文宏教授的书里看到中央空调确实有传播疾病的可能。疫情期间，最好要停止或减少使用中央空调，如果必须开空调，要同时开排风扇。哦，还有啊，要定期清洗空调，每天定时开启门窗通风换气。传染病嘛，经常开窗通风总是不会错的。"

"嗯，说的也是，这个病毒还是挺狡猾的，不可大意啊。"孙老伯点点头，若有所思，"我还有个问题啊，这次关于 delta（德尔塔）病毒，一直听新闻提到无症状感染者，他们和确诊病例有什么区别呢？也能传染新冠病毒吗？"

　　王老伯回答："无症状感染者也是可以传染新冠病毒的，这个问题我上次也问过我儿子，无症状感染者就是核酸检测阳性，但是没有发热、咽痛、乏力、喉咙痛这种症状，并且 CT 片也没有异常，不同于确诊者，确诊者肯定有症状的。"

　　"噢哟，这么说，无症状感染者蛮可怕的嘛，一般我们看到身边有人咳嗽、打喷嚏都离得远远的，但是无症状感染的，看上去没事，却可以把病毒传给别人，防不胜防啊。"孙老伯摇了摇头，无奈地说道。

　　"是啊，有症状的就像是明火，容易发现和扑灭"，王老伯打了一个生动的比喻，"但是无症状就是暗火啊，很难发现病毒传播了多久和多远呢。"

　　张老伯接话道："而且传播速度也好快是不是，我看新闻上说，只要 14 秒人就被感染了。"

　　"是的。"王老伯回答，"所以啊，我们的口罩脱不了咯。去人多的地方还是要戴好口罩。"

-3-

　　大蒜、绿茶可以消灭新冠病毒吗？如何正确消毒？如何正确预防新冠病毒？

　　老爷爷们在长廊里的谈论声，吸引了正好在附近遛弯的潘老伯，好奇心驱使着他走上前去，大声地问道："你们在聊什么呢，看你们说得这么起劲。"

话音未落，一股浓郁的味道从潘老伯口中飘出，离得最近的孙老伯赶紧在鼻前挥了挥手，问潘老伯："啊呀，老潘你是不是刚吃过大蒜啦，你一张嘴，我们都闻到啦。"

潘老伯赶紧捂住了嘴巴，羞涩地回答："哦不好意思啊，我这不是看最近国内几个地方，疫情又严重了嘛。我和你们说啊，我看微信群里有人分享，说把大蒜切片，等氧化了以后吞进去，可以杀灭新冠病毒，所以我这不中午就吃了点大蒜吗。"

几位老爷爷一听，乐了，互相看了一眼，连忙说道："哎呀老潘，那你来的太是时候啦，我们正好在谈论新冠病毒呢。"

潘老伯拉了个椅子赶忙坐下，说道："哦是吗，那可太巧了，我要来好好学习一下。"

王老伯轻轻扇着手里的蒲扇，慢条斯理地对潘老伯科普："老潘啊，大蒜是个好东西，但是啊，凡事要讲证据，大蒜可以消灭新冠病毒没有科学依据，而且也没有医学证据证明，你别被谣言忽悠啦。"潘老伯半信半疑，问道："是吗？可是大蒜不是可以杀菌消毒吗？我女儿还托国外的朋友给我们代购了好几瓶大蒜素呢，应该是个好东西吧。"

"你说的是大蒜素吧"，王老伯回答，"它的药理作用是抗细菌和真菌，和抗病毒没有关系。"

边上的孙老伯拿起手边的保温杯，给自己倒了杯热茶，笑呵呵地对潘老伯说："你这个吃大蒜抗新冠听着就像谣言，我和你们说啊，我看到一个医学科普大咖的视频说过，多喝茶可以消灭新冠病毒，老王你说，这不会有错吧。"

"我看到过"，王老伯回答，"这个视频啊被人掐头去尾剪辑过啦，简直就是断章取义。人家明明说的是后续研究结果并未发表，切勿盲从。"

孙老伯听了后一脸诧异："是吗？可是我好像确实看到很多媒体报道，还有科研数据支持呢，好像是说茶水里的病毒能在 1 分钟内减少 99%。"

王老伯笑着看着孙老伯，放下扇子，说道："但是你别忘啦，这种都是体外实验，可不等于我们喝到肚子里的结果呢。以前还有'酒可以预防新冠病毒'的说法，这其实也是体外实验。喷、淋、涂、抹酒精能消毒杀菌，75% 酒精溶液正是杀灭环境与物品中可能存在的新冠病毒的手段之一。但我们人体内环境就不一样啦，你要是说喝酒可以杀灭新冠病毒，那就需要科学证据来证明。现在还没有任何证据表明喝酒可以预防新冠呢。"

孙老伯打开保温杯，对着杯口轻轻吹了几口，小心翼翼地抿了一口茶，说道："好吧，那我就当普通喝茶了。"

王老伯看着保温杯热气腾腾的水烟，语重心长地告诫孙老伯："我说老孙，你可别喝太烫的水啊，太烫会损伤你的食道和黏膜。"

孙老伯觉得王老伯有点小题大做，漫不经心地说："没事，喝热茶，出身汗，多舒服。"

王老伯赶紧纠正他："这你就不知道了吧，我儿子和我说过，常喝65℃以上的水、咖啡或茶，得食道癌的风险会提高。我现在一般都是等开水放凉了再装进保温杯的。"

经王老伯这么一说，孙老伯立刻放下了手中的保温杯，"老王你还挺会养生的呢。"

"既然喝茶、吃大蒜都不行，那我们应该怎样才能杀灭新冠病毒呢？"潘老伯耐不住性子，直接询问王老伯。

"你是说正确的消毒方式吧？"王老伯反问道。

"哦对对，消毒，消毒方式。"潘老伯回答。

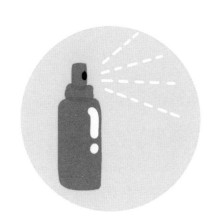

"这个啊你可考到我了，我记得有挺多，但年纪大了，记不全，你等等，让我找找。"说罢王老伯掏出手机，翻开了微信聊天记录，寻找之前儿子发来的新冠防控科普视频。"啊，找到了，你听我说啊，新冠病毒对紫外线和热敏感，75% 酒精、乙醚、含氯消毒剂、过氧乙酸和氯仿都可以有效灭活新冠病毒。所以我们日常生活中，手机、钥匙等个人物品可以用 75% 酒精擦拭，等 30 分钟后再用清水擦一下，可以除去多余的消毒剂。像筷子等餐饮具可以用开水煮沸。如果是外出，可以用免洗手消毒剂清洗，要洗20 秒以上。但是要记得不能过度消毒，比如全身都喷洒消毒剂，这反而会危害我们的健康。"

潘老伯问："那我们每天都要消毒吗？没必要吧？"

"如果没有外人到访，也没有啥疑似的症状，没必要每天消毒的。"王老伯回答，"我们平常多通通风，养成洗手的好习惯，不要去人多的地方，外出戴好口罩，都是可以预防新冠病毒的。"

孙老伯接着说："说起这个口罩啊，上次我女儿带我去外面吃饭，这个天热的哟，我口罩都戴不住，太闷了。"

王老伯回答："没办法，疫情严重了，只能避免去人多的地方咯。"

张老伯用手指着隔壁楼，说道："说起人多的地方，我看我们养老院，棋牌室里人是最多的。"

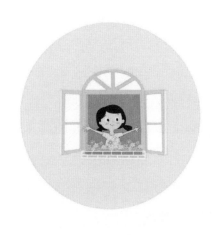

孙老伯附和着说："是啊，这次好像哪个城市，好多人就是因为打麻将被感染了呢。"

王老伯点出了问题所在："棋牌室比较封闭，空间小，又不通风，空气质量又差，传染风险太大了。"

—4—

养老院的防护措施有哪些？

孙老伯一脸惋惜地说："江苏的养老院这段时间开

始封闭管理了，就和我们去年年初一样，又不能和亲属相见了。"

王老伯回答："是啊，养老院太容易传播啦。你看去年美国，养老院简直是疫情的重灾区啊。不过好在，今年可以接种疫苗啦，我也接种了。"

潘老伯一听疫苗，立马摇了摇头，说："这疫苗，接种了也没啥用吧？我看中招的也有接种过疫苗的呢。"

"疫苗虽然不能 100% 预防，但是可以大大降低进展为重症的风险。"王老伯对潘老伯说。

老爷爷们正聊着，恰好养老院工作人员小唐经过，就来和他们打了声招呼，孙老伯赶忙问："小唐你疫苗接种了吗？"

"那当然"，小唐回答，"我们工作人员两针疫苗都早早接种好啦。不仅接种疫苗，我们还要定期测核酸呢，养老院的防护措施我们可是丝毫不能松懈的。"

"有你们在，我们心里就踏实多啦。"各位老爷爷附和着说道。

小唐看到各位老人都很关心这个问题，说道："对付新冠病毒，需要一套组合拳：接种疫苗，注意个人卫生习惯，出现可疑症状后的处置，以及外来人员的管理，等等。你们放心，我们养老院都做足了功课啦！也请大家和我们一起遵守各项防疫规定，这样的话我们才能保一方平安哦！"

"会的会的！"各位老人争先恐后得回答道。

养老院内一片和谐的景象。

**（本章作者：季洁云）**

# 传染病小档案

### 新冠肺炎

新冠肺炎，一般潜伏期为 1 ~ 14 天，多为 3 ~ 7 天。发病前 1 ~ 2 天和发病初期的传染性相对较强。传染源主要是新冠肺炎确诊病例和无症状感染者。主要传播途径为经呼吸道飞沫和密切接触传播，接触病毒污染的物品也可造成感染，在相对封闭的环境中暴露于高浓度气溶胶情况下也存在经气溶胶传播可能。

**身边的风险**

未接种疫苗，未正确佩戴口罩，去人多密集、空气不流通的公共场所，接触多人使用的公共设施都是风险所在。

## 预防小妙招

在疫情常态化防控阶段，除了接种疫苗之外，还要坚持"三件套，五还要"。"三件套"指的是佩戴口罩、社交距离、个人卫生，"五还要"指的是口罩还要戴、社交距离还要留、咳嗽喷嚏还要遮、双手还要经常洗、窗户还要尽量开。

# 12 新冠病毒莫猖狂，免疫屏障布大网

## -1-

时间：2020 年 6 月

地点：上海

人物：李医生（某疾控中心工作人员），李医生妈妈（家庭主妇）

2020 年 6 月，国内新型冠状病毒肺炎疫情防控进入常态化，人民生活和生产活动逐渐恢复。但国外多个国家仍处在新冠病毒疫情的流行中。我国的防控重点也从控制本土新增病例转向严防输入性病例的本土扩散。

妈妈："哎呀，现在大街上的人终于多起来啦，我今天去买菜，还碰到了吴阿姨带着孙女去上幼儿园嘞，那样子，别提多开心了！"

李医生："那可不，吴阿姨终于轻松啦。小朋友在家待了 4 个多月的最长寒假，吴阿姨没少操心。还好我们国家疫情防控得力，全国人民万众一心，说不出门就不

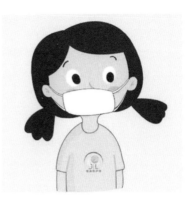

出门，疫情才能控制得住，你看国外好多国家还处在'水深火热'之中呢。"

妈妈："是啊，这段时间你们也辛苦了啊，多少天了，我才能见你一次面。"

李医生："但现在也还不能放松哦，国外疫情还很严重，国内也时不时有小规模的流行，一个防控上的小疏忽都有可能让大家重新待在家里了。所以您上街口罩还是要戴好，需要测体温的地方要配合人家测体温，该登记就登记。"

妈妈："知道啦知道啦！绝对不给你们添麻烦的！这天气也慢慢热起来了，我每次在大街上看到穿防护服的小孩，我就想到你，你说这夏天来了得多热啊？什么时候可以让你们不穿防护服了呀，现在都在讨论研发疫苗，疫苗什么时候才能研发出来呢？"

李医生："疫苗研发很难的，所有的疫苗研发都要经历 Ⅰ、Ⅱ、Ⅲ 期临床试验，不然怎么放心接种呢？您看以前的疫苗哪个不要十年八年才能研发出来，现在这才几个月时间，新冠疫苗已经有好几个进入临床 Ⅲ 期了，也就是上市之前最后的步骤。应该很快就有疫苗可以用了吧。"

— 2 —

时间：2021 年 1 月

地点：某咖啡店

人物：李医生、张女士（李医生朋友）

2020 年 12 月，国内新冠疫情防控进入常态化管理阶段，重点以防止输入性病例传播为主，所有入境人员均需隔离满 14 天。本土疫情呈现零星散发状态，人民生活和生产基本恢复正常，国外出现多种新冠病毒的变异株。

同时，国内新冠灭活疫苗已经批准紧急使用，接种点开始开展 18 ～ 60 岁成人新冠疫苗接种，而第一批优先接种的人群就包括处于暴露在高风险因素下的医护人员。

2021 年 1 月，李医生和好朋友张女士，时隔几个月后终于又能坐下来一起喝喝咖啡。

张女士："李医生，好久没见你了，新年好呀！赶紧和我说说新冠疫苗的事情吧。我们单位是旅游服务业，最近在动员我们打疫苗呢。"

李医生："新年好！你自己是怎么想的呢？"

张女士："嗯，我在想这个疫苗刚出来，还没有大规模应用，不知道安不安全，是不是拿我们在做小白鼠啊！"

李医生："当然不是啦！疫苗上市前都是要先做临床试验的呀，我们国家病例少，临床Ⅲ期试验都是在国外做的，验证了安全性和有效性之后才能上市。不然药监局也不会批准。据我们这几天的观察还有我自己的感受，大部分人接种之后的症状就是局部疼痛、一过性的发热等，没什么特别严重的不良反应，更多的数据估计稍后也会公布的。"

张女士："哦，这样啊。那也不用着急，我们现在国内防控工作做得很好，基本没什么病例了，风险比较低，还是可以再等等观望的嘛。"

李医生："看来你也是'等等族'的一员，哈哈。你知道吗，国内目前低风险状态是因为国家投入了很大的防控力量，不就是为了给疫苗的研制争取时间嘛。但是也不能一直这样下去啊，国门总要开放的，疫苗也是迟早要接种的，晚接种不如早接种。我们医务人员还有你们旅游行业，包括一些其他重点行业，日常接触的人多，都属于高风险人群，所以国家才让我们优先接种呀。你想想，你带的旅行团那么多人，天南海北的，如果有个阳性的怎么办？你接种了疫苗才放心嘛。"

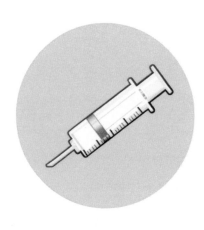

张女士："嗯，果然还是要咨询医生，那我就去公司报名接种了，这个灭活疫苗是接种两针对吧？"

李医生："是的，两针间隔 14 天以上，产生保护得在第二针接种完之后，最快也要三四十天呢。赶紧去吧！"

备注 1：灭活新冠疫苗的接种间隔最初设定为 14 天，随后更改为 21 天。

−3−

时间：2021 年 4 月 30 日

地点：某接种点

人物：张女士妈妈、张女士爸爸、接种点医生

2021 年 3 月 25 日起，上海市启动 60 岁以上老年人接种新冠疫苗。张女士很早就开始做父母的思想

工作，不过效果迥异。张妈妈 61 岁，已经接种了第一针，因为马上要出去旅游，想尽早接种第二针。但是张爸爸比较顽固，不肯接种疫苗。这一天，张妈妈以陪同打针为名义，带着张爸爸一起来到接种点。

医生："您好，请问是第一次打新冠疫苗吗？"

张妈妈："医生，我是来打第二针的。"

医生："请问您第一次是什么时候打的？"

张妈妈："大概十几天前，这是我的接种记录。"

医生："阿姨，您接种的是灭活疫苗，两针之间要间隔至少 21 天，您时间还没到，还不能接种第二针。"

张妈妈："我知道我知道。医生，有件事情想和您商量一下，我和老伴儿一起报了一个十日游的旅行团，今天晚上出发，你看能通融下帮我提前把第二针接种了吗？这样我出去玩也多点保障。"

医生："如果是十日游的旅行团，您旅游时做好个人防护，回来再接种也可以。间隔时间不到的话，我们系统里面都没法帮您录入进去。"

张妈妈："唉，那好吧。对了，医生我还有件事情想拜托你。我想让老伴也接种新冠疫苗，他老是有这样那样的顾虑，您能帮我劝劝他吗？"

张爸爸："我不打的奥，老太婆你忘记啦，隔壁王老头上次跑去打了疫苗，回来胳膊酸了好几天，谁知道这疫苗质量过不过关，你要打我拦不住你，你可别来忽悠我。"

医生："大叔，接种疫苗后胳膊酸是正常的反应，一般一个礼拜也就不酸了，而且不是每个人都会酸痛的。您放心吧，这不是质量问题。"

张爸爸："我还听说有的地方新冠病毒都变异了，这是不是打了也白打，白遭罪。"

医生："现在还没有证据证明病毒变异就会导致疫苗失效。"

张妈妈："医生，我网上看到很多老年人感染新冠后容易发展成重症，这是真的假的啊？"

医生："这不是谣言，60 岁以上的老年人群是感染后重症、死亡的高风险人群，没有接种禁忌证的话，建议接种新冠疫苗。"

张妈妈："医生，你刚才说的我都听明白了，谢谢你喔！老头子，医生讲得有道理，我们来都来了，要不就一起打了吧！"

张爸爸："医生，说实话我也不是说肯定不打，我主要是比较纠结，像我们这种一大把年纪，难免有三高，像这种情况打疫苗要紧吗，会不会打针后反而有并发症？"

医生："没事的，大叔。如果您按规律服药、指标稳定的话，是可以接种的。你们最近体检过吗？"

张爸爸："这段时间血压、血糖还算稳定，基本都在正常值里面。"

医生："今天接种点还有预约的空额，您身份证和手机带了的话，可以请志愿者指导，做一下预约登记。"

张爸爸："好。今天陪老太婆来打针，结果变成我自己打针了，也算没白来一次。"

-4-

时间：2021 年 6 月

地点：接种点

人物：某接种点张护士、志愿者

最近，各个社区都在极力推进新冠疫苗的全民接种，临时接种点设置在了在人流较为密集的地方，如商场和办公楼，增加便利性以加快疫苗覆盖的速度。6 月的一天，完成一天的接种工作后，接种点医生、护士和志愿者正准备下班。

志愿者："终于下班啦！今天我们一个工位完成了

两百多个人的接种，我们可太厉害啦！"

张护士："你赶紧下班吧，我们还要留下来盘苗，可不能出错。"

志愿者："啊，你们太辛苦啦，比新闻宣传的还辛苦，太不容易了！我其实有个疑问，为什么我们要在这么短的时间里让所有人都接种疫苗啊，苦口婆心还有人不听，他们不愿意接种就算了呗，反正危险是他们自己承担，还搞得你们这么辛苦。"

张护士："这是个好问题！我相信很多人都有这样的疑问，我来回答你吧！

首先回答为什么要全民接种。一方面，如果疫情卷土重来，患者太多会使医疗系统超出负荷以至崩溃。另一方面，我们需要建立一个免疫屏障，去保护那些没办法打疫苗的人，如目前还没有接种疫苗孩子和有接种疫苗禁忌证的成人。大家都知道，当接种率足够高，就可以产生群体免疫，阻止病毒的传播，这样没有免疫力的人接触到病毒的风险就小了。

然后回答为什么要在这么短的时间内完成接种。你看我们维持国内低风险状态耗费了多少的人力物力呀，如果早一点建立免疫屏障，就可以早一点减轻防控的力量。而且国外变异株层出不穷，说不定哪天就突破了我们的防线，那我们辛苦积累的防控成果不就功亏一篑了吗，大家从自己的角度，会觉得现在国内足够安全而推迟接种或不接种，但如果眼光放远一些，就知道这种安全是脆弱的，只有建立全民免疫的屏障，才是真正安全。"

志愿者："哇，小小的疫苗原来有这么多的大道理，我这次来接种点做志愿者的收获真的太大了！"

## -5-

魔高一尺，道高一丈。

2021年8月5日，全球报告的确诊新冠病例已经超过2亿人，随着每一次感染的发生，新冠病毒也在不断发生变异。随着德尔塔病毒等新变异株的出现，我们也将面临新的挑战。

从人类历史来看，疫苗加上非药物干预（例如洗手等卫生习惯及隔离等管控措施）是对付传染病的有效方法，其中疫苗一直是对付传染病的"杀手锏"。

作为普通公民，我们能做的，就是根据政府制定的整体防疫策略，积极配合，这样不仅保护了我们自己，也能保护更多的身边人！

**（本章作者：方延）**

# 新冠疫苗小档案

### 疫苗的临床试验

疫苗临床试验是指在人体（患者或健康志愿者）进行的疫苗的系统性研究，以证实或发现疫苗的安全性和有效性。疫苗的临床试验一般分为 I、II、III、IV 期。I、II、III 期通常为疫苗上市前需完成的阶段，其中 III 期临床试验可为疫苗的上市审批提供关键证据。IV 期临床试验通常在疫苗上市后开展，以发现疫苗的真实疗效或特定人群中应用的安全性和有效性。

### 新冠疫苗接种禁忌证

通常包括对疫苗的活性成分过敏者，患有未控制的癫痫和其他严重神经系统疾病者，正在发热的患者，患急性疾病或处在慢性疾病的急性发作期，以及未控制的严重慢性病患者，妊娠期妇女等。

### 新冠疫苗接种后常见不良反应和处理方法

接种新冠疫苗后可能会出现一些常见的一般反应，如接种部位红、肿、疼痛等，极少数人因个体差异可能会出现发热、乏力、恶心、头痛、肌肉酸痛等，通常在 2 ~ 3 天内自行缓解，一般不需要特殊处理。如果症状较重或无法自行评判严重程度，应及时就医处理。

### 新冠疫苗接种对象

对于新冠病毒来说，上至耄耋老人，下至新生婴儿，都可能被病毒感染。

我们国家的疫苗接种年龄段采取先中间、再两头的策略。先从 18 ~ 60 岁的成年人开始接种，再逐步扩大到 60 岁以上老年人，随后是 18 岁以下的未成年人。

经过临床试验及专家评审认证，3 ~ 17 岁接种新冠疫苗是安全的，疫苗诱导产生抗体的能力也很强。

现在全国各地已经陆续为 3 ~ 17 岁年龄段的人群研究接种新冠疫苗政策。如果有适龄接种对象，可以根据当地接种点的安排进行接种。

### 病毒变异与疫苗接种

从机制来看，疫情持续时间越长，感染人数

越多，病毒复制的次数越多，变异的概率就越大。目前世界卫生组织将英国变异毒株 B.1.1.7、南非变异毒株 B.1.351、巴西变异毒株 P.1、印度变异毒株 B.1.617.2，这四种毒株列入"需要关注的变异株"（VOC），并依次用希腊字母（α）alpha、（β）beta、（γ）gamma、（δ）delta 等来标志这些病毒株。

其中德尔塔（delta）毒株是目前观察到的变种毒株中最具传染性的，其传播能力比原始毒株高1倍，兼具病毒载量高、潜伏时间短的特点，病毒载量比原始毒株最多可高1260倍。根据现有的研究和观察提示，新冠疫苗对预防德尔塔病毒的保护力可能会有所下降，但可以降低重症发病率。整体来说，现在的疫苗对德尔塔病毒仍然有预防和保护作用。